KB260775

바른 몸, 날씬한 몸을 만드는 셀프 전신 성형

몸신의 다이어트 교정 체조

박숙희 지음

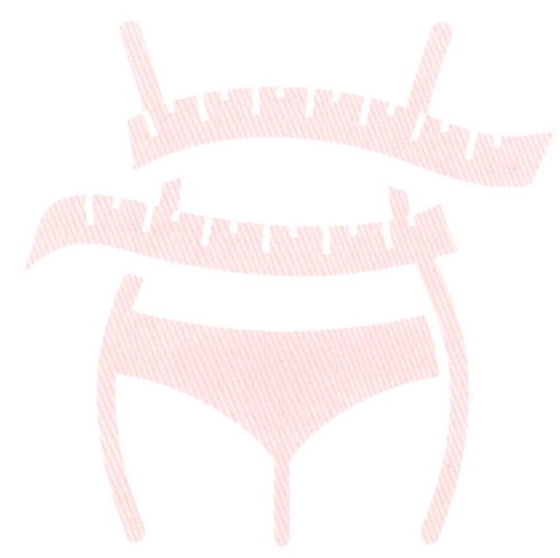

비타북스

최근 20~30대 젊은 남녀들이 센터를 방문하는 일이 늘었다. 학생, 사무직에 종사하는 사람 등 몸을 움직이는 시간보다 앉아 있는 시간이 긴 사람들이다. 그들은 '어떻게 해도 빠지지 않는 살'이라는 고민거리를 안고, 얼굴에 우울함을 가득 담은 채 나를 찾아온다. 근막이 원래의 위치에서 벗어나 옆으로, 밑으로 흘러내리고 하체 쪽으로 정체된 현상이 나타난 것이다. 아무리 식이 조절을 하고 운동을 해도 원하는 만큼 살이 빠지지 않아 답답하다는 사람들이 안타까워 근막에 대한 연구를 하기 시작했다. 살이 찌는 진짜 원인, 즉 근막의 불균형을 바로잡아주고 싶었다.

불어난 체중으로 인해 떨어진 자신감, 일상생활을 하는 데 끼치는 불편함 등은 체형 교정을 통한 다이어트로 비교적 손쉽게 해결할 수 있다. 교정을 했을 때 가장 빠르게, 눈에 띄는 결과로 꼽을 수 있는 것이 바로 체중 감량 효과다. 그렇게 몸이 변화하는 것을 느껴야 더욱 열심히 교정에 힘을 쏟을 수 있다. 몸을 제대로 움직이기 어려울 만큼 바쁜 일상 때문에 근막이 눌리고, 엉키고, 납작해지고, 튀어나와 펑퍼짐하고 탄력 없는 몸매가 되어버린 20~30대들. 그들에게 탄력을 되돌리고, 덕지덕지 붙은 군살을 없애주는 해결책을 선물하고 싶은 마음이 컸다.

다이어트를 위해 찾아오는 사람이 많아질수록 불균형해진 근막이 몸을 엉망으로 만든다는 것을 더욱 확신하게 되었고, 근막의 '결'과 근막의 '움직임'을 연구하는 데 매진했다. 해답을 찾기까지 오랜 시간이 필요했다. 어떤 방법으로 근막의 결을 되돌려야 하는지 그간 연구된 바가 없었기 때문이다.

10년에 걸친 연구 끝에 '근막이 지닌 본연의 각도'에서 실마리를 얻었다. 우리 몸의 근막과 관절의 결은 45도다. 모든 체조의 동작을 45도로 움직이도록 개발했더니 근막이 제자리를 찾으면서 펑퍼짐했던 몸매에 탄력이 생기고 군살이 쭉쭉 빠졌다. 게다가 통증이 사라졌으며, 일상생활을 할 때의 자세가 곧아지고 비대칭이던 몸과 얼굴이 눈에 띄게 대칭으로 변했다.

사람들은 근막의 불균형 때문에 살이 쪘다고 설명하면 대부분 '설마' 한다. 그만큼 근막은 생소한 개념이다. "처지고 늘어진 근막을 원래의 형태로 조이고, 원래의 자리로 끌어 올리면 저절로 다이어트가 돼요"라고 설명해도 근막의 중요성을 단번에 파악하기는 어렵다. 그러나 틀어진 근막을 원래 자리로 되돌리는 체조를 단 한 번이라도 따라 하고 나면 체중 감량 효과는 물론 몸과 얼굴의 비대칭이나 통증이 사라지는 효과를 느끼고, 그제야 근막 교정의 중요성을 알게 된다.

오랫동안 시행착오를 겪으며 근막 교정을 통해 나 역시 새로운 세계를 만나게 된 것 같다. 근막과 관절을 45도, 즉 원래의 결대로 맞추어 비뚤어진 몸이 제자리로 되돌아가는 것을 느낄 때마다 내 몸에도 전율이 흐른다. 신기하고 놀라운 변화에 치료받는 사람도 치료하는 사람도 신이 나고 즐거워진다. 나를 찾아온 사람들의 절실함과 그들을 보며 느낀 안타까움이 이루어낸 결과다. 이러한 경험을 보다 많은 사람들과 나누고 싶어 혼자서도 따라 하기 쉬운 동작으로 비뚤어진 몸을 바로잡고 다이어트 효과를 내는 체조를 개발했다. 건강하게 아프지 않고, 생애 최고의 몸매를 만들고 싶어 하는 모든 이에게 내가 알고 있는 비책을 전하고 싶다.

생애 최고의 몸매를
만들고 싶은 사람들에게
도움이 되길 바랍니다!

박숙희

CONTENTS

3
minutes

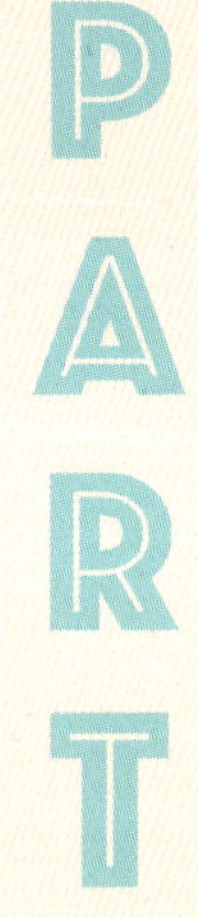

*체형 불균형을
바로잡아 살을 빼는
3분 다이어트
교정 체조

*

왜 다이어트를 해도
살이 빠지지 않을까?

비뚤어진 체형이 군살의 주범!

굶거나 운동을 해도 살은 쉽게 빠지지 않는다. 그렇게 해서 체중이 줄어도 튀어나온 옆구리살이나 펑퍼짐한 엉덩이살은 여전하다. 상체만 빠지고 하체는 꿈쩍도 하지 않는다. 오히려 살이 빠지고 나서 상체와 하체의 비율만 더욱 안 좋아진다. 팔다리는 말랐는데 배만 볼록해서 옷을 입어도 태가 안 난다. 다이어트를 해서 체중이 줄면 그나마 다행이지만 체중이 줄어도 여전히 보디라인은 아름답지 않다.

'왜 다이어트를 해도 살이 빠지지 않는 걸까?'
'왜 살이 빠졌는데 몸이 예쁘지 않은 걸까?'

답은 간단하다. 체형이 비뚤어졌기 때문이다. 몸이 완벽한 좌우 대칭을 이루는 사람은 거의 없다. 누구나 어느 정도는 체형이 바르지 않고 비뚤어져 있다. 문제는 체형이 비뚤어지면서 여기저기 군살이 튀어나오고, 다이어트를 해도 살이 빠지지 않는 몸이 된다는 것. 이런 상태에서는 체중이 줄어든다고 해도 몸매가 예뻐지지 않는다. 울퉁불퉁 비뚤어진 뼈대 위에 붙여진 살이 바르고 곧으며 단단할 리 없다.

체중이 적게 나간다고 무조건 몸이 예뻐 보이는 것도 아니다. 그냥 마른 몸일 뿐이다. 반면 말랐다는 느낌은 없는데 군살 하나 없는 사람이 있다. 들어갈 데는 들어가고, 나올 데는 나온 볼륨 있는 몸매다. 바르고 곧은 뼈대 위에 살이 붙어 있는 덕분이다. 패이거나 튀어나오거나 뒤틀린 부위 없이 살이 뼈대를 일정하게 감싸고 있다. 즉, 바른 체형을 가지고 있다면 울퉁불퉁한 군살이 불거져 나올 리 없다는 말이다.

'살을 빼고 싶다'

'사이즈를 줄이고 싶다'

'군살을 없애고 싶다'

'매끄러운 보디라인을 갖고 싶다'

'날씬하고 볼륨 있는 몸이 되고 싶다'

'자연스럽게 아름다워지고 싶다'

원하는 몸을 갖기 위해서는 우선 체형의 불균형부터 해결해야 한다. 그러려면 뼈대부터 아름다워져야 한다. 뼈대가 바로 서면 살이 골고루 알맞게, 원래 있어야 할 자리로 분배되어 아름다운 보디라인으로 변한다. 체형이 아름다워지는 체조, 그래서 사이즈가 줄고 라인이 매끄러워지는 체조. 그것이 바로 다이어트 교정 체조다.

최고의 다이어트는 체형 교정이다

유독 옆구리에 살이 많거나 브래지어 라인으로 등살이 불거진다. 엉덩이 옆으로, 허벅지 앞으로 살이 불룩 튀어나온다. 왜 이렇게 살이 여기저기에서 울퉁불퉁하게 튀어나오는 걸까? 단지 살이 쪄서 그런 것일까? 나이가 들어 탄력이 떨어져서 그런가? 아니다. 뼈대가 기울어졌기 때문이다.

집을 짓는다고 생각해보자. 기둥 역할을 하는 골격을 세운 후 벽을 세우고, 시멘트를 바른다. 집은 기둥이 튼튼해야 오래도록 안전하게 서 있다. 그런데 기둥이 기울어지면 어떻게 될까? 집의 모양이 어딘가 이상해 보일 것이고, 비만 오면 물이 새고, 심하면 벽에 금이 가거나 무너져 내릴 수도 있다. 몸도 마찬가지다. 몸의 기둥인 뼈대가 반듯해야 아픈 데 없이 건강하고 보디라인이 예뻐진다.

체형이 틀어지면 이상한 곳으로 살이 튀어나온다. 팔뼈가 틀어지면 팔뚝살이 날개처럼 늘어지고, 갈비뼈가 틀어지면 옆구리로 살이 튀어나온다. 날개뼈가 틀어지면 등이 굽으면서 등살과 어깨살이 불거지고, 골반이 비틀리고 기울어지면 허벅지살이 앞뒤로 튀어나오며 엉덩이가 좌우로 벌어지고 펑퍼짐해진다.

몸이 틀어졌는데 근육을 만들겠다고 웨이트 트레이닝을 해봐야 효과가 없다. 뼈대가 비뚤어진 상태에서는 운동을 해봤자 근육이 잘 생기지 않고, 원하는 만큼 예쁜 모양으로 붙지도 않는다. 체형부터 바르게 잡아야 운동을 해도 살이 빠지고 근육이 알맞게, 예쁜 모양으로 붙는다. 어떤 다이어트를 하든 체형부터 바로잡아야 한다. 체형을 교정해야 여기저기 이상하게 튀어나온 군살이 없어지고 사이즈가 줄어든다.

왜 이렇게 몸이 비뚤어지는 걸까? 비뚤어진 체형을 가지고 태어나지는 않았을 텐데 말이다.

'바르게 서지 않아서?'
'바르게 앉아 있지 않아서?'
'바르게 눕지 않아서?'

모두 맞다. 평상시에 바른 자세를 유지하지 못해서다. 하지만 몇 시간씩 똑바로 앉아 있는 일이 가능할까? 움직이지 않고 똑바로 앉아 있는 것 역시 근육에 큰 부담을 주는 '노동'인 것은 마찬가지다. 바른 자세를 유지하기 위해서 근육이 얼마나 힘을 쓰고 있을지 생각해보자. 애당초 똑바른 자세를 오래 유지하는 일은 불가능하다.

우리 몸이 비뚤어지는 가장 큰 이유는 '몸을 쓰지 않아서'다. 사지를 움직이지 않고 가만히 있으면 몸은 그 상태를 '불편하고 힘들다'라고 인식한다. 그래서 가장 편한 자세를 취하려고 한다. 자세가 흐트러질 수밖에 없다.

10분만 가만히 앉아 있어보자. 누워 있거나 서 있어도 마찬가지다. 저절로 몸이 한쪽으로 기울어진다. 허리에 힘을 빼고 구부정하게 등을 말거나 몸을 한쪽으로 기울이거나 다리를 꼬게 된다. 상체가 한쪽으로 기울면 하체는 반대쪽으로 치우쳐 무게중심을 맞추려고 한다. 반대로 하체가 한쪽으로 기울면 상체가 반대쪽으로 치우친다. 그래서 짝다리를 짚는 습관이 있으면 짝다리를 짚을 때 무게를 싣는 쪽 다리와 반대쪽으로 상체가 비틀린다. 그래서 한 곳만 틀어진 사람은 없다. 한 곳이 틀어지면 순차적으로 다른 곳까지 틀어지기 때문이다.

앉아 있는 시간이 길면 가장 먼저 골반 각도가 무너진다. 골반에 붙은 꼬리뼈의 각도가 무너지면 골반이 한쪽으로 기울어진다. 골반은 척추를 떠받치고 있기 때문에 골반이 틀어지면 목과 어깨도 한쪽으로 틀어진다. 당연히 목 위에 위치한 두개골도 비뚤어진다. 그렇게 되면 몸 전체에 군살이 덕지덕지 붙고, 얼굴이 비대칭이 되며, 여기저기에 통증도 나타난다.

그렇다면 몸이 비뚤어지지 않는 가장 좋은 방법은 무엇인지 궁금할 것이다. 간단하다. 사지를 흔들며 몸을 움직이면 된다. 사지가 고정되어 있으면 척추가 틀어지고, 사지를 흔들면 척추가 틀어지지 않는다. 체형이 틀어지는 것을 막고 싶다면 팔다리를 움직이자. 움직이지 않기 때문에 몸이 망가진다.

특히 평소에 통증이 있어서 운동을 제대로 하지 못하는 사람이라면 PART 3에서 소개하는 상체 스타트 체조 4가지(p.90, 94, 98, 102)와 PART 4의 하체 스타트 체조 1가지(p.148)를 꾸준히 실시해보자. PART 3의 상체 스타트 체조는 경추(목뼈)부터 요추(허리뼈)까지의 척추를 교정하는 데 집중한다. 척추를 중심으로 몸의 좌우 정렬을 맞춰 힘 없이 늘어진 근막을 제자리로 되돌려보낸다. 균형이 깨진 척추의 근막과 관절을 교정하면 상체에 나타나는 뻐근함이나 결림, 통증이 없어진다. 또한 PART 4의 하체 스타트 체조는 골반의 틀어짐과 비대칭을 교정한다. 골반의 좌우 높이를 같게 맞춰 골반 불균형으로 인한 하체의 다양한 통증을 없애준다. PART 3~4의 스타트 체조를 우선 실시한 다음 원하는 부위의 체조를 연달아 해보자. 통증을 해소하는 것은 물론 체형을 바로잡아 바르고 아름다운 몸을 만들 수 있을 것이다.

통증이 없을 때도 마찬가지다. 고민되는 부위의 체조를 하기 전 척추와 골반의 대칭을 잡아주는 스타트 체조를 먼저 실시한다. 척추와 골반의 균형이 깨진 상태에서 몸을 움직이면 교정은커녕 오히려 관절과 근막에 손상을 입기 쉽고, 불균형이 더더욱 심해질 수 있기 때문이다.

*

우리 몸의 결,
근막을 원래 위치로 돌려보내자

다이어트 교정 체조의 핵심은 근막!

비뚤어진 체형을 바로잡기 위해서는 먼저 근막을 바로잡아야 한다. 다이어트 교정 체조의 핵심이 여기에 있다.

근막은 근육을 둘러싸고 있는 얇고 투명한 '막'이다. 근막 바로 밑에 근육이 위치하고, 근막 위쪽으로 피하지방, 진피, 표피가 존재한다. '막'이라고는 하지만 부위에 따라 강도나 두께에 차이가 있다. 얇은 부분은 거미줄 같이 얇지만 두꺼운 부분은 '막'이라고 보기 힘들 정도로 두껍다.

그렇다면 다이어트 교정 체조에서 근막이 중요한 이유는 무엇일까? 근막은 뼈와 함께 우리 몸의 형태를 좌우하는 매우 중요한 조직이다. 근막은 굉장히 견고하게 서로 얽혀 있다. 극단적으로 말하면 우리 몸에서 뼈를 모두 발라낸다고 해도 근막이 있다면 그대로 몸의 형태를 유지할 수 있을 정도다.

흔히 몸을 움직일 때 뼈가 움직인다고 생각하지만 실제로 우리 몸은 근막에 의해 움직인다. 근막통증증후군이라는 질환을 들어봤을 것이다. 흔히 '담 걸렸다'라고 표현하는 증상이다. 언제 담이 걸리나? 잘못된 자세로 잠을 자거나 같은 자세로 오래 일을 하거나 스트레칭을 하지 않고 갑자기 운동을 할 때다. 근육을 싸고 있는 근막이 뭉치고 짧아졌기 때문에 담이 걸린다. 그래서 통증이 생기는 것이다.

또한 '체형이 불균형하다'라고 하면 뼈가 틀어졌다고 생각하는 사람이 있다. 그러나 뼈는 딱딱해서 휘거나 접히지 않는다. 뼈를 붙잡고 있는 근육, 보다 실질적으로는 근육을 싸고 있는 근막이 틀어진 것이다. 근막이 제 위치에서 벗어나 엉켜버리면 관절도 원래 위치를 벗어나게 되고 결국은 뼈대가 틀어진 것처럼 체형이 비뚤어진다. 따라서 균형이 깨진 체형을 본래의 건강하고 아름다운 상태로 되돌리며 통증을 없애고 싶다면 우선 틀어진 근막부터 다시 원래의 모양, 원래의 자리로 돌려보내야 한다.

근막이 눌리고 엉키면 군살이 튀어나온다

종이나 옷감을 보면 결이 있다. 어디 종이나 옷감뿐일까? 나무를 봐도 결이 있고, 고기나 생선살을 봐도 결이 있다. 결대로 손질하면 모양이 살아나지만 결을 무시하고 반대로 다루면 본래의 아름다움을 살릴 수 없다. 우리 몸에도 결이 있다. 몸의 결이 바로 근막이다. 살이 찌고 군살이 붙는 것은 근막이 눌리고 엉켰다는 신호다.

주름이 잡힌 치마를 접어 서랍에 넣는다고 생각해보자. 주름을 살려서 결대로 차곡차곡 접으면 작은 공간에도 쏙 들어간다. 하지만 주름을 생각하지 않고, 아무렇게나 막 접어 넣으면 주름이 제멋대로 흐트러지고 치마의 부피가 더욱 커진다. 그렇게 되면 원래는 들어갈 수 있던 공간에 들어가지 못하게 된다.

근막도 마찬가지다. 근막이 원래의 형태와 모양을 잃어버리고, 아래로 처지고 밖으로 벌어지면 근막 위에 위치하는 피하지방과 피부도 원래 있던 자리에서 튀어나오고 힘없이 늘어진다. 엉덩이는 커지고 허벅지는 굵어지며 등살은 울룩불룩해진다. 근막이 벌어지고 처진 사이로 살들이 삐져나오고 군살이 붙어 몸이 울퉁불퉁해지는 것이다.

식이 조절을 하고 운동을 해도 살이 빠지지 않는다면? 체중은 빠졌지만 하체 비만이 그대로라면? 러브핸들이라고도 부르는 뒷구리살이 고민이라면? 틀어진 체형에서 원인을 찾아 해결해야 한다. 즉, 근막부터 원래의 형태와 위치로 돌려보내야 한다는 것이다. 그러면 모든 문제가 해결된다.

매일 3분, 다이어트 교정 체조를 한다

누군가 "뱃살을 빼기 위해서는 어떻게 해야 하나요?"라고 묻는다면 모두가 비슷한 조언을 한다. "식사량을 줄이고 운동을 하세요."

일단은 도전한다. 하지만 며칠 가지 못한다. 그러면 '역시 뱃살은 아무나 빼는 게 아니야' 하며 좌절하게 된다. 식사량을 줄이고 운동을 하라는 조언은 살이 찐 이유를 칼로리에서 찾았다는 의미다. 몸에 들어오는 칼로리에 비해 사용하는 칼로리가 적어 뱃살이 찐다고 말하는 것이다.

하지만 살이 찌는 것은 단순히 칼로리만의 문제가 아니다. 특히 군살은 칼로리보다 체형 문제 때문에 발생한다. 그러니 꼭 식사량을 줄이고 무리하게 운동할 필요는 없다. 체형을 바로잡는 간단한 체조만 하면 굶지 않아도, 땀 흘려 운동하지 않아도 사이즈가 줄어든다. 하루에 3분만 투자하면 된다.

정말 다이어트 교정 체조로 3분 만에 뱃살이 줄어들 수 있는지 의문이 들 것이다. 물론 가능하다. TV조선의 인기 건강 프로그램 〈내 몸 사용 설명서〉에서 확인된 내용이다.

실험에 참여한 여성 체험자 3명 모두 허리 둘레가 10cm 이상씩 줄어들었다. 방송인 윤정수 씨도 스튜디오에서 즉석으로 뱃살을 빼는 교정 체조에 도전했다. 3분 후 불룩했던 배가 확연히 줄어들었다. 스튜디오에 있던 사람들이 모두 놀라움을 감추지 못했고 3분 만에 뱃살이 줄어드는 모습이 그대로 방영되었다.

살을 빼고 싶다면 눌리고 엉킨 근막을 원래의 형태와 위치로 돌려놓기만 하면 된다. 근막을 제자리, 본래의 위치에 돌려놓으면 비뚤어진 체형이 균형을 되찾고, 군살이 저절로 사라진다. 딱 3분이면 된다. 3분이면 불균형한 부위가 해소되고 사이즈가 즉각 줄어든다. 살도 빼고 체형 교정도 하고 싶다면 근막을 바로잡는 체조에 도전해보자.

틀어진 관절과 근막을 45도로 당겨 회전시킨다

나를 찾아오는 사람들은 대부분 체형 교정에 목적을 둔다. 일상생활이 힘들 정도로 몸이 아픈데 이런 저런 치료를 받아도 별다른 효과가 없어서 마지막이라는 심정으로 찾아오는 사람들이다.

그런데 대부분 몸 여기저기에 보기 싫은 군살이 붙어 있다. 이상하게 아랫배만 볼록하게 나와 있는 경우가 유독 많다. 그런 경우 고관절을 교정하면 아랫배가 쏙 들어간다. 고관절이 틀어지면 치골이 아래로 밀려나오면서 엉덩이가 꺼지고, 아랫배가 불룩하게 나오기 때문이다. 고관절 교정 방법을 알려주면 대개 통증이 사라지는 효과도 좋지만 외관상 배가 납작하게 들어갔다고 만족스러워한다. 다이어트 교정 체조는 이러한 경험이 축적되어 만들어졌다.

다이어트 교정 체조의 핵심은 '45도 견인 회전'이다. 말 그대로 관절을 45도로, 위로 당겨서 회전시킨다는 뜻이다. 왜 45도 견인 회전일까?

골반이 틀어지고 척추가 비대칭이 되는 이유는 늘 사용하는 방향대로만 움직이기 때문이다. 오른손잡이는 몸의 오른쪽 부위만 사용한다. 그래서 오른쪽 날개뼈가 몸 안쪽으로 말리면서 밑으로 처지고, 왼쪽 날개뼈보다 아래에 위치한다. 게다가 우리 몸은 한쪽에만 문제가 생기진 않기 때문에 오른쪽 날개뼈가 몸 안쪽으로 회전되면 왼쪽 날개뼈는 몸 바깥쪽으로 말려 회전되어버린다. 이렇게 좌우 날개뼈의 불균형이 깨지면 갈비뼈와 골반뼈도 모두 순차적으로 비대칭이 된다.

자세만 바로잡는다고 비정상적으로 회전된 상태의 관절이 제자리로 돌아가지 않는다. 보다 강력한 힘이 필요하다. 관절을 잡아당겨 평소와 반대 방향으로 강하게 회전시켜야 한다. 일상생활에서 늘 취하던 움직임의 반대 패턴으로 관절을 회전시키면 관절뿐 아니라 관절에 붙어 있는 근막도 원래의 모양과 위치로 돌아온다.

이때 관절을 사선 방향으로 회전시켜야 제대로 교정이 된다. 근막은 사선 각도로 연결되어 있다. 우리 몸의 결이 45도라는 의미다. 뼈와 관절이 한쪽으로 치우쳐 틀어지면 근막의 결이 망가져 살이 불거져 나온다. 근막을 다시 45도 사선으로, 결대로 펴주면 울퉁불퉁했던 라인이 정리되면서 해당 부위가 날씬해지는 효과가 있다. 쉽게 말해, 평소 움직이는 방향과 반대로 회전시켜 튀어나온 살을 안으로 다시 말아넣는 것이다. 그래서 다이어트 교정 체조는 모두 45도로 당겨서 회전하는 동작으로 이루어져 있다. 사선 방향으로 회전시키며 위로 잡아당기는 동작을 통해 근막이 본래의 위치로 돌아오고, 관절이 제자리를 되찾아 덕지덕지 붙었던 군살이 사라지게 되는 원리다.

*

다이어트 교정 체조의
놀라운 3가지 효과

무엇을 해도 절대 빠지지 않던 살이 빠진다

다이어트 교정 체조를 통해 관절과 근막을 제자리로 돌려보내면 울퉁불퉁했던 살이 즉각적으로 정돈된다. 사이즈가 줄어들고, 라인이 매끈해진다. 다이어트 교정 체조의 효과는 여기에 그치지 않는다.

몸이 한쪽으로 틀어지면 림프와 혈액이 제대로 순환되지 않아서 신진대사가 잘 되지 않는다. 그러면 적게 먹어도 지방이 몸에 축적되기 쉽고, 굶어도 살이 잘 빠지지 않게 된다.

반대로 틀어졌던 뼈와 관절, 근막이 제자리로 돌아가면 체내의 순환이 원활해져 살이 쑥쑥 빠진다. 길이 구불구불한 채 좁아졌다 넓어졌다 하면 교통 체증이 일어난다. 하지만 길이 반듯하게 뻗어 있으면 병목 현상이 없다. 우리 몸도 마찬가지다. 몸의 좌우 대칭이 맞은 상태에서 운동을 하면 불균형한 상태에서 운동을 할 때보다 체중이 감량되거나 근육량이 증가되는 효과가 훨씬 크다. 체내의 순환이 원활하면 대사가 잘 되어 노폐물이 몸에 쌓이는 대신 체외로 잘 빠져나가기 때문이다.

다이어트나 운동보다는 교정 체조가 먼저다. 몸이 비뚤어진 상태에서는 어떤 다이어트, 어떤 운동도 큰 효과를 보기 힘들다. 특히 평소 굶거나 운동을 해도 살이 빠지지 않아서 고민이었다면 다이어트 교정 체조가 해법이다.

아무리 운동을 해도 보기 흉한 군살이 사라지지 않아 지방 흡입 시술을 고민하고 있다면 우선 다이어트 교정 체조를 해보자. 군살에도 다이어트 교정 체조가 해답이 된다. 불룩한 옆구리살이나 뒷구리살, 이중으로 겹쳐지는 턱살, 덜렁거리는 팔뚝의 날갯살 등 운동으로 절대 빠지지 않는 부위의 살도 사라진다. 관절과 근막이 제자리로 돌아가면서 눌리고 튀어나왔던 살들이 안으로 다시 말려들어가는 덕분이다.

자세가 좋아지고 몸이 편해진다

다이어트도 중요하지만 평상시의 자세와 습관도 중요하다. 하지만 체형이 불균형한 상태에서는 바른 자세를 취하는 게 쉽지 않다. 바른 자세라고 여기는 자세로 한번 앉아 보자. 허리를 반듯하게 세우고, 머리가 앞으로 튀어나오지 않게 목을 뒤로 당기고, 긴장된 상태로 솟은 날개뼈를 잡아내려 어깨가 들리지 않게 하고, 골반 위에 척추가 반듯하게 위치하도록 앉는다. 어떤가? 편안한가? 그 상태로 몸을 의식하지 않고 오랫동안 앉아 있을 수 있는가? 바른 자세를 유지하는 데 모든 에너지를 쏟아야 할 것이다. 심지어 위에서 설명한 자세를 제대로 취하기도 힘들 것이다. 대부분의 사람들은 몸이 비뚤어지고 망가져서 바른 자세를 취할 수 없고, 바른 자세를 유지할 수도 없다.

그러나 교정 체조를 통해 관절과 근막이 제자리로 돌아오면 자연스럽게 바른 자세를 취할 수 있게 된다. 걸을 때 양쪽 발바닥이 고르게 땅에 닿고, 누웠을 때도 한쪽 엉덩이나 등이 배기지 않고 편안하다. 앉아서 다리를 꼬거나 턱을 괴지 않아도 편하게 느껴진다. 걷고, 앉고, 서고, 눕는 등 일상생활 중 취하는 모든 자세의 패턴이 좋아지기 때문에 자연스럽게 통증도 사라진다.

척추는 우리 몸의 기둥이다. 척추의 시작점인 경추(목뼈)에서 흉추(등뼈), 요추(허리뼈), 척추를 받치고 있는 골반까지 어디 한군데라도 변형이 일어나면 전신 건강에 문제가 생긴다. 얼굴이 비대칭이 되어 광대뼈나 턱뼈 등 골격이 넓어지고, 군살이 붙어 피부가 처진다. 좌우 가슴의 높이가 달라지고 옆구리살이 불룩해지며, 엉덩이가 퍼지고 늘어진다. 무릎, 발목까지 연쇄적으로 틀어져 다리가 휘거나 종아리의 알이 튀어나온다.

단지 외형적인 문제만 생기는 것이 아니다. 몸의 불균형으로 인해 여기저기 통증이 생겼음에도 불구하고 나이가 들어서 그러려니 하고, 하루 종일 앉아서 일을 해서 그러려니 한다. 아픈 게 당연하다고 그냥 참는다. 하지만 이렇게 비뚤어진 몸을 방치하면 허리 디스크나 척추관 협착증, 무릎관절염 등의 질환으로 고생할 수 있다.

다이어트 교정 체조는 단순히 날씬해지기 위해서만 필요하지 않다. 체형 불균형을 해소하기 위해서라도 해야 한다. 그러면 예뻐지고 날씬해지는 것은 물론 체형 불균형으로 인한 통증 질환이나 피로감, 두통, 소화 장애 등으로부터 벗어날 수 있다.

간단하게 스스로 원하는 몸매를 만든다

아름다운 몸매를 위해서는 운동이 필수라고 한다. 하지만 운동을 생활화하기는 쉽지 않다. 운동을 좋아하는 사람이 아니라면 걷는 것조차 지루하고 지겹게 느껴진다. 늘 바쁘고 피곤한 사람들이 운동을 위해 따로 시간을 내어야 하는 것은 지키지 못할 약속을 반복하는 것에 가깝다.

관절과 근육을 튼튼하게 만들기 위해 무작정 운동복을 입고 밖에 나가 달리거나 헬스장에 가야 하는 것은 아니다. 집에서 3분이면 누구나 운동을 할 수 있다. 평소 운동을 싫어해도, 시간이 없고 피곤해서 따로 운동 시간을 낼 수 없어도, 운동을 계속 할 자신이 없어서 시작조차 못했어도, 다이어트 교정 체조만큼은 누구나 부담 없이 할 수 있다.

한 부위당 3분이면 충분하다. 3분으로 아름다움과 건강을 모두 되찾을 수 있다. 특별히 다듬고 싶은 부위가 있다면 그 부위에 집중해 체조를 정해진 횟수 이상 시행해도 된다. 간단한 동작만 반복해도 어느새 원하는 몸매를 만들 수 있다. 그리고 옷을 입었을 때 맵시가 나고, 거울을 볼 때 즐거워지는 경험을 하게 될 것이다.

*

내 몸은
어디가 비뚤어졌을까?

Self Check

10명 중 9명은 비뚤어진 패턴이 똑같다

편안하게 서 있는 모습을 주변 사람에게 휴대폰으로 찍어 달라고 해서 확인해보자. 놀랍게도 10명 중 9명은 비슷한 패턴으로 몸이 비뚤어져 있다.

대부분 왼쪽 어깨가 오른쪽 어깨보다 높고, 왼쪽 갈비뼈가 앞으로 튀어나와 있다. 가슴은 오른쪽이 왼쪽보다 낮게 위치한다. 허리 라인은 오른쪽이 더 잘록하고 왼쪽은 밋밋하다. 왼쪽 골반은 엉덩이 쪽으로 넘어간 채 위로 올라와 있고, 오른쪽 골반은 배꼽 쪽으로 당겨진 채 아래로 내려가 있다.

여러분도 별반 다르지 않을 것이다. PART 2~4의 체조 동작들은 이와 같은 일반적인 체형 불균형 패턴에 따라 소개했다. 만약 나타나는 증상이 반대라면 소개하는 체조의 반대쪽으로 동작을 실시하면 된다. 하지만 그럴 일은 거의 없을 것이다.

위와 같은 패턴으로 체형이 틀어지는 이유는 우리가 주로 오른손을 사용하기 때문이다. 왼손잡이라고 해도 사용하는 물건들이 대부분 오른손잡이용이기 때문에 펜을 사용

할 때를 제외하고는 오른손잡이와 동일한 움직임을 취하고, 동일한 행동 패턴을 갖게 된다.

움직이지 않고 오랜 시간 구부정하게 한쪽으로 기대어 앉아 컴퓨터 작업을 반복적으로 하면 관절은 사용한 쪽으로 회전하게 된다. 한쪽 손으로만 밥을 먹고 가방을 매고 팔을 움직인다. 팔을 계속 한쪽으로만 사용하니, 자주 쓰는 쪽 어깨가 아래로 처지고 날개뼈(견갑골)가 한쪽으로만 회전한다.

오른손잡이의 경우, 오른쪽 날개뼈가 몸 안쪽으로 회전하면서 어깨가 내려가고 가슴도 내려온다. 반면 왼쪽 날개뼈는 몸 바깥쪽으로 회전하면서 어깨가 위로 솟아오르고 가슴도 올라간다. 그래서 오른손잡이인 사람들은 열이면 열, 모두 왼쪽 어깨와 왼쪽 가슴의 위치가 오른쪽보다 높다. 단지 좌우 높이만 달라지는 게 아니다. 이렇게 날개뼈가 비대칭이 되면 척추가 휘고 통증도 나타난다.

골반 역시 오른쪽 몸에 주로 힘을 싣고 사용하다 보니 오른쪽 골반이 아래로 처지고 통증이 나타나는 경우가 많다. 오른쪽 골반이 불편하다고 해서 오른쪽에만 문제가 생긴다는 뜻은 아니다. 골반은 좌우 사선 각도로 회전되면서 틀어지기 때문에 고관절도 양쪽 모두 비대칭이 되어버린다. 골반이 틀어지면 골반과 다리뼈를 잇는 대퇴골도 제 위치에서 벗어나게 되므로 하체 곳곳에 통증이 나타난다.

몸이 틀어진 모양에 따라 살이 찌는 모양도 조금씩 다르다. 고관절이 틀어지면 엉덩이와 허벅지가 굵어지고 유독 아랫배가 많이 나온다. 갈비뼈와 옆구리가 벌어지면 윗배가 볼록하게 나온다. 이처럼 다양하게 여기저기 불거지는 살들은 비뚤어진 체형으로 인해 발생한다. 앞모습 체크 방법과 함께 등, 날개뼈, 갈비뼈, 골반뼈의 좌우 비대칭이 된 상태를 눈으로 쉽게 관찰할 수 있도록 자가 진단하는 방법을 자세히 알아보자. 자신의 상태를 제대로 알고 있어야 문제도 정확히 해결할 수 있다.

똑바로 서 보자. 대부분 어깨를 뒤로 힘껏 젖히고, 가슴을 앞으로 최대한 내밀면서 허리를 뒤로 꺾는 자세를 취한다. 이렇게 선 다음 고개를 숙여 내려다보면 발이 보이지 않는다. 대표적으로 바른 자세라고 알고 있는 잘못된 자세다. 갈비뼈가 과도하게 들리지 않도록 아래로 당기듯 내리고, 괄약근에 힘을 주어 허리가 뒤로 꺾이지 않도록 해야 한다. 바른 자세로 서 보면 이전까지 바른 자세라고 생각했던 자세가 얼마나 잘못된 것인지 금방 알게 된다.

나쁜 자세

- 어깨를 지나치게 뒤로 젖힌다.
- 가슴을 과도하게 앞으로 내민다.
- 허리를 뒤로 꺾는다.
- 턱을 치켜든다.
- 시선이 위를 향한다.

바른 자세

- 어깨를 자연스럽게 당겨 내린다.
- 가슴이 앞을 보게 한다.
- 갈비뼈가 들리지 않게 아래로 내린다.
- 괄약근에 힘을 주어 허리가 뒤로 꺾이지 않게 한다.
- 턱을 뒤로 살짝 당긴다.
- 시선은 45도 정도 아래를 향한다.

나쁜 자세
바른 자세

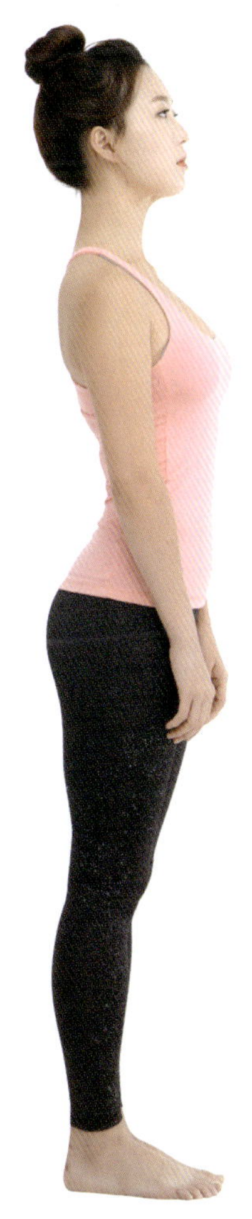
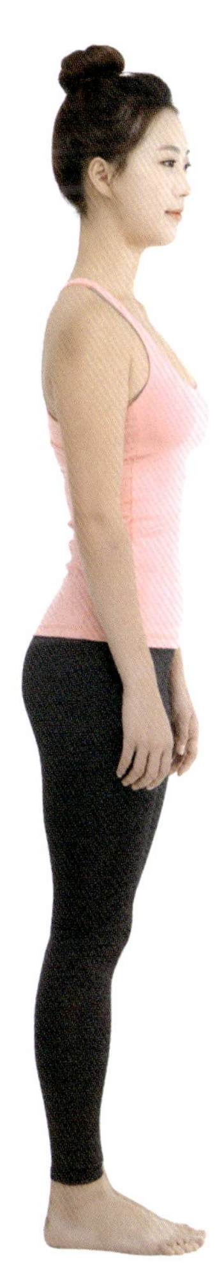

 앞모습 전체

몸에 달라붙는 옷을 입고 전신 거울 앞에 서서 좌우 대칭이 맞는지 살펴보자. 좌우 비대
칭이 유독 도드라져 보이는 부위가 있을 것이다. 앞모습을 보면서 전체적으로 좌우 얼굴
의 대칭, 어깨의 높이, 쇄골의 크기와 위치, 가슴의 높이, 벌어진 양발의 각도 등을 체크
한다. 아래와 같은 모습이 3개 이상 있다면 몸의 균형이 전체적으로 깨진 비대칭이다.

- ◯ 좌우 귀의 높이가 다르다.
- ◯ 좌우 목이 뻗은 길이가 다르다.
- ◯ 좌우 어깨의 높이가 다르다.
- ◯ 좌우 쇄골의 크기와 위치가 다르다.
- ◯ 좌우 가슴의 높이가 다르다.
- ◯ 좌우 발끝이 향한 각도가 다르다.

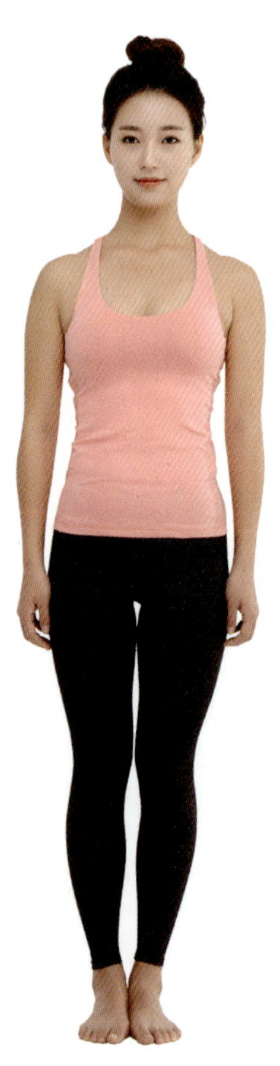

이번에는 조금 더 구체적으로 부위를 나눠서 체형 불균형을 확인해보자. 서서 거울을 보았을 때 어깨가 굽어 있거나 목에 주름이 많거나 목 뒷덜미의 뼈(경추 7번)가 유난히 툭 튀어나왔다면 등이 굽은 것이다. 양손을 몸통 옆에 자연스럽게 늘어뜨리고 서 있을 때 앞에서 손등이 많이 보여도 등이 굽은 상태다.

등이 굽으면 만성피로나 소화기 장애가 생길 수 있고, 눈이 침침한 증세도 나타난다. 또한 날개뼈나 어깨 부위에 담이 잘 생긴다. 평소 다음과 같은 증상이 있다면 등이 앞으로 굽은 것이므로 위에서 설명한 것과 같은 불편한 증세를 자주 느끼게 된다.

◯ 피곤한 증상이 심해서 조금만 오래 걷거나 앉아 있어도 힘들다.

◯ 똑바로 서 있을 때 한쪽 어깨가 유난히 올라가 있다.

◯ 날개뼈의 좌우 높이가 다르고, 가슴의 크기가 짝짝이다.

◯ 서 있는 자세에서 한쪽 날개뼈가 뒤로 더욱 튀어나와 보인다.

◯ 허리를 앞으로 90도 정도 숙였을 때 한쪽 등이 유난히 위로 솟아 있다.

 날개뼈

날개뼈(견갑골)는 몸 뒤쪽에 있어 눈으로 직접 확인하기 어렵다고 생각하지만 어깨 높이나 가슴 높이를 확인하면 날개뼈가 어떤 모습으로 틀어졌는지 알 수 있다. 가슴의 위치가 바로 견갑골의 위치이기 때문이다. 다음의 4가지 예시는 오른손잡이의 경우 동시에 확인되는 대표적인 상체의 비대칭 모습이다.

- ◯ 왼쪽 어깨가 올라갔다면 왼쪽 날개뼈가 몸 바깥쪽으로 회전된 것이다.
- ◯ 왼쪽 가슴의 높이가 오른쪽보다 높으면 왼쪽 날개뼈가 몸 바깥쪽으로 회전된 것이다.
- ◯ 오른쪽 어깨가 내려갔다면 오른쪽 날개뼈가 몸 안쪽으로 회전된 것이다.
- ◯ 오른쪽 가슴의 높이가 왼쪽보다 낮으면 오른쪽 날개뼈가 몸 안쪽으로 회전된 것이다.

 갈비뼈

갈비뼈는 날개뼈와는 반대되는 패턴으로 틀어진다. 갈비뼈가 틀어졌는지는 누워서 확인하는 것이 쉽다. 바닥에 등을 대고 누운 상태에서 왼쪽, 오른쪽 갈비뼈를 손으로 만져본다. 10명 중 9명은 왼쪽 갈비뼈가 오른쪽보다 튀어나온 상태일 것이다.

- ◯ 왼쪽 갈비뼈가 오른쪽 갈비뼈보다 옆으로, 위로 튀어나왔다.
- ◯ 왼쪽 허리 옆 라인이 길고 일자다.
- ◯ 오른쪽 허리 옆 라인이 짧고 잘록하게 들어가 있다.
- ◯ 서 있을 때 배꼽이 살짝 비뚤다.
- ◯ 배의 왼쪽, 오른쪽 높이가 다르다.

Check 6 골반

오른손잡이는 대부분 오른쪽 골반이 몸 앞으로 나오고, 아래로 내려가 있다. 반대로 왼쪽 골반은 몸 뒤로 빠지고, 위로 올라가 있다. 서 있는 모습을 살펴보면 쉽게 확인할 수 있다. 오른쪽 허리는 잘록하게 들어가 있는데, 왼쪽 허리가 오른쪽에 비해 곡선이 완만하고 길다. 쉽게 말해, 오른쪽에 비해 왼쪽이 '통허리'처럼 보인다. 허벅지도 왼쪽보다 오른쪽이 불룩하게 살이 붙은 듯 튀어나왔을 것이다.

허리 라인과 허벅지 라인이 이렇게 다르다는 것은 골반이 틀어졌다는 표시다. 거듭 말하듯이, 대부분의 사람들이 오른쪽 몸을 왼쪽보다 많이 사용하기 때문에 비슷한 패턴으로 비뚤어져 있다. 아래와 같이 골반에 문제가 있으면 군살이 쉽게 붙고, 살이 잘 빠지지 않는다.

- ⬭ 오른쪽 허리에 잘록한 굴곡이 있다.
- ⬭ 왼쪽 허리가 완만하고 밋밋하다.
- ⬭ 오른쪽 허리 라인이 왼쪽에 비해 짧다.
- ⬭ 왼쪽 허리 라인이 오른쪽에 비해 길다.
- ⬭ 오른쪽 골반이 아래로 내려가 있다.
- ⬭ 왼쪽 골반이 위로 올라가 있다.
- ⬭ 왼쪽 골반이 몸 뒤쪽으로 넘어가 있다.
- ⬭ 오른쪽 허벅지가 왼쪽에 비해 굵다.

태어나 처음 가져본 S라인입니다!

남승주 씨, 32세

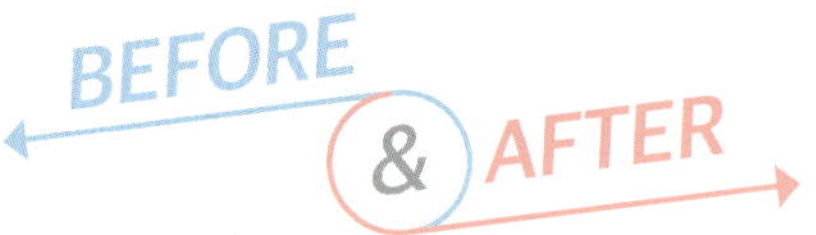

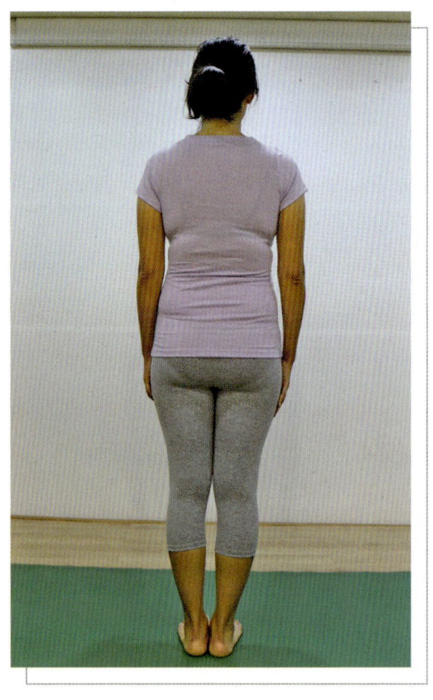

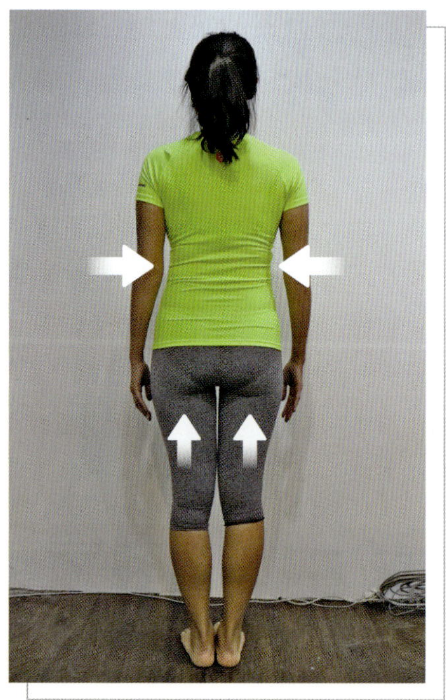

남승주 씨는 그동안 안 해본 다이어트가 없다고 했다. "굶어도 보고, 개인 트레이닝을 받아 운동도 해보고, 살이 빠진다는 식품이나 약은 다 먹어봤어요. 정말 안 해본 게 없어요"라고 한숨을 내뱉듯 말한 그녀는 반복된 다이어트의 실패로 몸과 마음이 지칠 대로 지친 상태였다. 세상 다 산 사람처럼 기운이 없었고 말과 표정에 자신감이 없었다.

"얼마든지 날씬해지고 예뻐질 수 있어요. 억지로 굶을 필요도 없고 몇 시간씩 밖에 나가 운동을 할 필요도 없어요. 내가 가르쳐주는 동작을 집에서 시간 날 때마다 따라 하면 돼요. 그러니까 너무 걱정 마세요. 정말 마지막이 될 수 있도록 꼭 예쁘게 변신시켜줄게요"라는 이야기를 건넸다. 우선 그녀에게 자신감을 심어줘야 했다. 자신의 몸매와 얼굴이 얼마든지 원하는 만큼 변하고 예뻐질 수 있다는 가능성을 말해주며 '무조건 된다'는 자신감을 심어주었다. 그래야 혼자서도 적극적으로 매일 다이어트 교정 체조를 할 수 있고, 체형 교정과 체중 감량 효과가 훨씬 좋아진다.

찬찬히 몸을 살펴보니 어느 곳 하나 성한 곳이 없었다. 전신의 관절과 근막이 원래의 모양과 위치에서 벗어난 지 오래되어 보였다. 척추는 휘었고 갈비뼈는 좌우로 벌어져 있었다. 골반도 어긋나 옆구리부터 엉덩이까지 변형된 상태였고, 배와 허벅지, 등, 가슴 등 전신의 근막이 틀어져 있었다. 더 큰 문제는 근막이 틀어지면서 원래 근막이 있던 자리에 살이 차올라 울퉁불퉁하게 튀어나오고 퍼진 것이었다. 대부분의 사람들은 살이 찐 이유를 '운동량이 부족해서' 또는 '많이 먹어서'라고 생각한다. 그러나 남승주 씨처럼 평소 식이 조절을 하고, 운동을 하는데도 살이 찐다면 체형의 불균형에서 원인을 찾아볼 필요가 있다.

먼저 틀어짐이 시급한 하체를 교정한 후 상체 교정을 실시해 전신의 균형을 맞춰나갔다. 하체가 제대로 균형잡힌 상태여야 상체의 관절과 근막도 정리할 수 있다. 골반과 고관절부터 시작해 날개뼈와 갈비뼈, 흉추, 요추, 팔뚝 등 전신에 걸쳐 관절과 근막을 회전시켜 다시 제 위치로 돌아가게 만들었다. 관절과 근막이 원래의 모양과 위치를 되찾으면 갈 곳이 없게 된 군살은 자연스럽게 빠진다. 교정을 실시한 것에 더해, 남승주 씨에게 틈틈이 집에서 혼자 할 수 있는 몇 가지 다이어트 교정 체조를 알려주었다. 그녀는 밥 먹고 자는 시간만 제외하고는 열심히 체조를 하겠다고 다짐을 하며 돌아갔다.

어느 날 그녀가 찾아왔다. "오늘 제 뒷모습을 거울로 봤는데 깜짝 놀랐어요. 엉덩이가 언제 이렇게 올라갔을까요? 허리가 이렇게 잘록해진 건 처음이에요! 이 정도면 저도 S라인 아닌가요?"라며 탄성을 짓는 그녀를 보고 나도 깜짝 놀랐다. 두 달 만의 변화였다. 남승주 씨는 모델이라도 된 것처럼 앞뒤로 빙글빙글 돌며 만족해했다. 자신감 없는 표정으로 찾아왔었는데, 이렇게 행복하게 웃는 모습을 보니 나 역시 너무나 기뻤다.

변할 수 있다는 것을 믿고 열심히 다이어트 교정 체조를 따라 하면 누구나 아름다워질 수 있다는 사실을 더욱 많은 사람들이 알았으면 좋겠다. 꿈에만 그리는 전신 다이어트의 해답은 의외로 가까운 곳에 있다.

그 많던 뱃살이 사라졌어요

강리나 씨, 37세

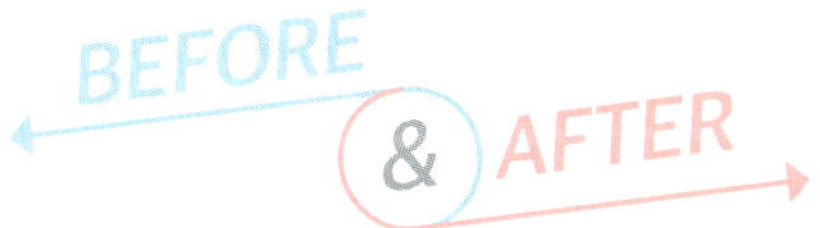

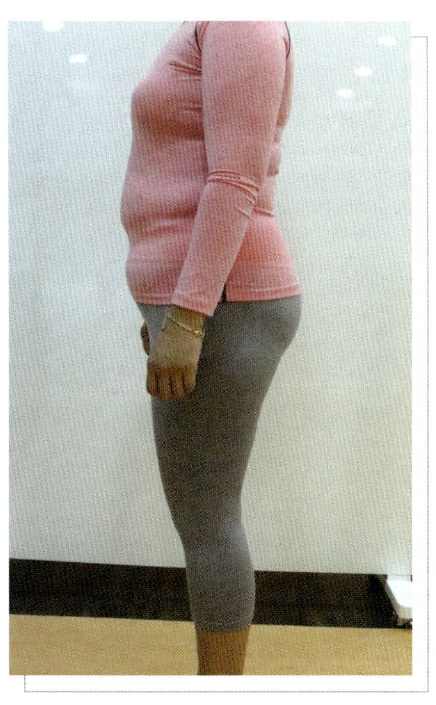

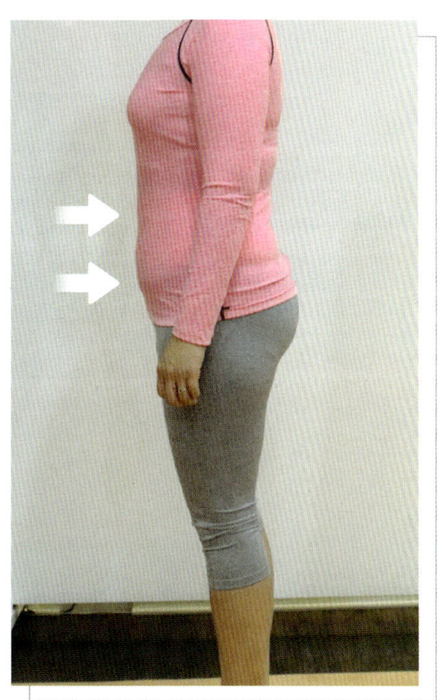

"셋째를 낳고 살이 빠지지 않아서 아직도 이래요. 20kg이나 쪘어요.
산후조리를 잘못했는지 몸도 여기저기 아프고요.
내년이면 셋째가 초등학교에 가는데,
아이가 학교에 가기 전까지 망가진 몸을 회복하고 싶어요"

처음 강리나 씨가 들어오는 모습을 보고 늦둥이를 출산한 지 얼마 안 된 줄 알았다. 임산부처럼 배가 불룩했고 엉덩이와 허벅지, 팔뚝에 살이 두툼하게 올라 있었다. 외투를 벗으니 비뚤어진 체형이 한눈에 들어왔다. 상체, 하체 할 것 없이 세 번의 출산을 겪으며 벌어지고 무너진 관절과 근막이 제대로 회복되지 않아 틀어짐이 아주 심해진 상태였다. 유달리 갈비뼈가 벌어져서 배가 더 불룩하게 나와 있었다.

얼마 전에는 임산부로 오해를 받아 버스에서 할머니가 자리를 양보해줬다는 이야기도 덧붙였다. 살이 찐 거라고 말하기 창피해서 몇 번 사양하다 결국 앉았는데 어찌나 속상하던지 집에 와서 한참을 울었다는 강리나 씨.

그녀는 학습지 방문 교사이다 보니 아이들을 가르치며 구부정한 자세로 앉아 있을 때가 많다고 했다. 그래서인지 틀어지지 않은 곳이 없었지만 그중에서도 유독 날개뼈와 갈비뼈가 심하게 엇갈려 있었다. 일단 상체를 바로잡을 수 있도록 옆구리를 중점적으로 교정을 했다. 날개뼈와 갈비뼈가 좌우로 벌어지면 옆구리의 근막이 늘어나 상체에 살이 차오른다. 처진 근막을 따라 뱃살이 붙기 쉽고, 살이 잘 빠지지 않는 체질로 변한다. 강리나 씨는 출산을 겪으며 날개뼈와 갈비뼈가 벌어진 게 더욱 심해졌고, 뱃살과 옆구리살이 급격히 불어났던 것이다. 상체를 교정하자 한 번 만에 불룩했던 옆구리살이 정리되었다. 그녀는 그러한 변화를 직접 눈으로 확인한 후 집에서도 열심히 해보겠다며 의욕을 다지며 돌아갔다.

"일주일 동안 3.3kg이 빠졌어요. 밑가슴 둘레도 앞자리가 바뀌었고요"라며, 7일 만에 변화된 모습의 강리나 씨가 굉장히 격앙된 모습으로 나타났다. 맞는 사이즈가 없어 단추도 안 잠기는 외투를 입었는데, 이제는 외투가 넉넉히 잠긴다며 즐거워했다.

3주가 지나자 상체가 88 사이즈에서 77 사이즈로 줄었다. 줄어든 건 한 사이즈지만 그 이상으로 날씬해 보였다. 특히 뱃살이 눈에 띄게 빠져서 사람들이 도대체 무슨 다이어트를 한 거냐고 물어본다며 기뻐했다. 교정이 모두 끝난 후에도 강리나 씨는 종종 찾아와 틈나는 대로 체조를 하고 있다고 전한다. 몸이 무겁다고 느껴질 때는 더욱 열심히 한다면서 말이다. 이제 다시는 전처럼 뱃살이 늘어지도록 몸을 방치하지 않겠다는 이야기도 함께 하며, 다이어트 교정 체조를 시작한 이후 일할 때 꼿꼿하게 앉는 바른 습관도 생겼다고 한다.

사람들이 잘못된 방법이라는 것을 뻔히 알면서도 굶는 다이어트를 하는 이유는 체중이 빨리 줄어들기 때문이다. 다이어트 교정 체조는 굶는 것보다 효과가 빠르게 나타난다. 한 번만 실시해도 즉각적으로 사이즈가 줄어들고 몸의 라인이 바뀌는 게 눈으로 보인다. 아름다운 몸을 만들며 동시에 바른 몸을 만들어 체형적 문제를 근본부터 바로잡는 덕분이다. 그래서인지 효과를 보기 시작하면 대부분 중도에 포기하지 않고 열심히 실천할 수 있다. 강리나 씨도 마찬가지였다.

이런 게 애플힙인가요?!

김지윤 씨, 26세

"좌우 대칭이 안 맞는 얼굴과 틀어진 척추를 교정하고 싶어요"

우울해 보이는 표정, 나이보다 한참 더 들어 보이는 노안 얼굴, 비쩍 마른 상체, 반면 너무 펑퍼짐한 하체. 20대 중반이면 한창 좋을 나이인데 김지윤 씨는 몸과 마음이 모두 힘들어 보였다.

사무직이라 하루 종일 앉아 있는 시간이 많다고 했다. 서 있거나 걷는 시간이 현저히 부족했다. 항상 어깨와 목이 무겁고 허리 왼쪽에도 통증이 있었다. 이런 경우야말로 다이어트 교정 체조가 진가를 발휘하는 케이스다. 척추를 바로잡고 상체와 하체 균형을 되찾아주면 얼굴의 아름다움과 몸매가 되살아나고, 모든 통증이 해결된다.

그녀에게 척추를 중심으로 갈비뼈와 날개뼈를 교정하면서 상체의 근막을 끌어 올리는 체조를 처방해주었다. 가만히 앉아 있는 시간이 많으면 상체의 근막이 하체로 흘러내려 엉덩이가 커지고 펑퍼짐해진다. 무너진 상체부터 바로잡아야 했다.

척추를 위주로 상체의 좌우 균형을 맞춘 후 틀어진 골반을 맞추기 시작했다. 고관절에서 흘러내린 근막과 허벅지 안쪽에서 흘러내린 근막, 허벅지 뒤쪽으로 흘러내린 근막을 엉덩이 쪽으로 끌어 올리는 교정 체조를 알려주었다. 몇 번 따라 하자 펑퍼짐했던 엉덩이의 모양이 어느 정도 잡혔다.

얼굴 비대칭과 처져서 나이 들어 보이고 우울해 보이는 얼굴살을 해결하기 위해서도 상체와 하체의 균형을 맞추는 데 집중했다. 척추가 무너지면 얼굴의 대칭도 무너지고 인상이 달라지기 때문이다. 목과 어깨의 틀어짐을 맞추자 눈매가 또렷해졌고, 척추가 바르게 서면서 턱선이 날렵해지고 처진 얼굴살이 자연스럽게 리프팅되어 편안한 인상으로 바뀌었다. 골반의 위치가 바로잡혀 좌우의 높이가 달랐던 입꼬리도 반듯해졌다. 물론 목과 어깨, 허리에 나타나던 통증도 사라졌다.

얼굴도 얼굴이지만 김지윤 씨는 몸매가 예뻐진 것에 더욱 좋아했다. 자꾸 거울로 엉덩이를 비춰 보게 된다며 변화된 자신의 몸매에 신기해했다.

"타고난 하체 비만이라고 생각해서 엉덩이는 포기했었거든요. 그런데 이렇게 사과처럼 엉덩이가 동그랗게 변하다니! 뒤에서 보면 예전에는 50대 아줌마 같았는데 지금은 제 나이처럼 보여요."

그녀는 내년 봄에는 반바지도 입고 미니스커트도 입겠다며 더 열심히 체조를 하겠다고 의욕을 불태웠다. 우울해 보이던 인상도 어느새 밝고 환한 얼굴로 바뀌었다. 이 모든 것이 단 4주 만에 나타난 변화다.

남자 같던 체격이 여성스러워졌어요

신지영 씨, 32세

"안 아픈 데가 없어요.
누워 있어도 몸이 편하지 않고 걷는 것도 불편해요.
몸이 틀어져서 그런 거 같은데…
뭘 해도 그때뿐이고 다시 원상 복구되는 것 같아요"

신지영 씨가 처음 체형이 틀어졌다고 느낀 것은 고등학교 때라고 했다. 이유를 모른 채 여기저기 아프던 몸을 고치기 위해 병원을 여기저기 다니며 치료를 받았지만 별 효과가 없었다. 운동이 좋다고 해서 필라테스부터 요가, 웨이트 트레이닝도 해봤다고 한다. 그러나 조금 나아진 것 같기는 해도 근본적으로 교정되는 것 같지 않았다.

원인을 찾기 위해 혼자 인체학이나 해부학을 공부할 만큼 많은 시간과 노력을 투자했지만 투자한 만큼 체형 교정 효과를 보지 못해 의기소침해 있었다. 그러다 체형 교정에 대한 이야기를 듣고 나를 찾아왔다고 했다.

신지영 씨의 몸을 진단해보니 예상했듯이 머리부터 발끝까지 틀어져 있었다. 몸이 이렇게 틀어지면 누워 있어도 편하지 않고 앉아 있어도 편하지 않다. 잠을 자도 숙면을 취하기 어렵고 항상 몸이 천근만근 무겁고 두통도 자주 생긴다. 전반적으로 체형 불균형으로 인한 생활 속 피로도가 높았다.

다이어트도 여러 번 시도했지만 매번 실패를 반복했다. 등판이 넓고 허벅지와 종아리도 굵어, 체격이 너무 커 보이는 게 그녀의 가장 큰 불만이었다. 체격이 커 보이는 것도 틀어진 몸을 교정하면 해결할 수 있는 문제다.

"날개뼈와 갈비뼈, 팔뼈가 뒤틀리면 어깨와 등판이 넓어져요. 척추가 틀어지면 상체의 근막이 하체로 흘러내려 넓적다리와 종아리까지 굵어지고요. 발목이 틀어져서 발과 다리의 모양도 변형되었어요. 그래서 걷는 게 불편했을 거예요. 틀어진 몸을 교정하면 근본적인 치료가 되기 때문에 통증도 사라지고 넓어진 체격도 타고났던 대로 작게 줄어들 거예요"라고 원인을 짚어주었다.

교정을 시작하자 상체 사이즈가 놀랍게 줄어들면서 불면증과 두통도 사라졌다. 예전에는 바른 자세를 취하고 싶어도 허리를 똑바로 펴는 게 불편하고 힘들다고 했는데, 교정을 하고 나니 앉아 있는 자세가 편해지고 허리에 힘이 들어가면서 바른 자세를 취하는 게 불편하지도 않고 어렵지 않다며 굉장히 놀라워했다.

비뚤어진 몸 때문에 항상 피곤하고 힘들었는데 체형이 바르게 변하고 통증이 사라지자 신지영 씨의 표정도 달라졌다. 밝고 환한 얼굴에 웃는 모습이 정말 보기 좋았다. 무엇보다 남자처럼 우락부락해 보이던 넓은 등판과 어깨, 펑퍼짐한 허벅지와 종아리가 몰라보게 슬림해져서 여성스러운 몸매로 변했다.

PART

3 minutes →

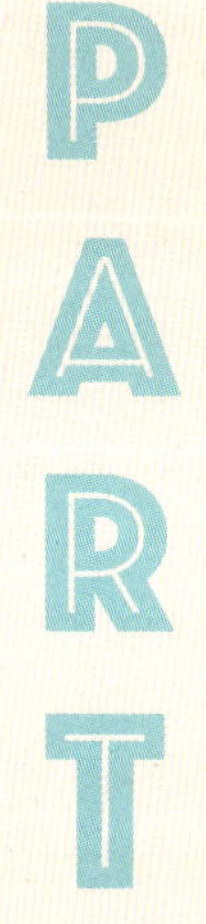

2

*사이즈가 즉각 줄어드는

부위별 속성 교정 체조

부위별 다이어트 교정 체조

3분 후에 바로 사이즈가 줄어든다

팔뚝, 허리, 엉덩이, 허벅지 등 가장 살을 빼고 싶어 하는 부위들을 중심으로 사이즈를 즉각 줄일 수 있는 체조다. 제자리를 벗어나 몸 안팎으로 뒤틀린 관절을 45도로 견인하고 회전시켜 눌리고 엉킨 근막을 원래의 형태와 위치로 되돌린다. 관절과 근막을 제자리로 돌려놓으면 튀어나왔던 살들이 근막 안으로 말려들어가서 바로 특정 부위의 사이즈가 줄어든다.

속성 다이어트가 가능하다

허리 라인이 드러나는 옷 또는 팔뚝이 노출되는 슬리브리스, 허벅지에 붙는 옷을 입거나 발목을 스트랩으로 감싸는 구두 등 패션에 따라 신경 써야 하는 부위가 있다면 해당 부위의 이완 체조와 강화 체조를 해보자. 사이즈를 손쉽게, 빠르게 줄일 수 있다. 옷을 입기 전 원하는 부위의 체조를 실시하면 옷맵시가 한결 살아난다.

한 부위만 해도 사이즈 감소 효과가 뛰어나다

체지방은 전신에 걸쳐 고루 빠지기 때문에 특정 부위의 체지방을 뺄 수 있는 운동은 없다. 하지만 부위별 속성 교정 체조는 가능하다. 원하는 부위의 체조를 실시하면 그 부위의 사이즈가 줄어든다. 몸통에 비해 허리가 굵다든지, 상체에 비해 엉덩이가 크다든지,

몸매의 비율이 좋지 않은 경우 등 원하는 대로 사이즈를 조절해 꿈꾸던 보디라인을 만들
수 있다.

먼저 이완 체조를 실시한 다음 강화 체조를 한다

관절과 근막이 틀어진 상태에서 무작정 사이즈를 줄이겠다고 관절과 근막을 비틀고 잡아
당기면 아프기만 하고 제대로 된 교정 효과를 얻을 수 없다. 이미 틀어진 관절과 근막을
효율적으로 되돌리기 위해서는 몸 전체를 가볍게 풀어주는 스트레칭이 필요하다. 먼저
이완 체조로 몸을 풀어준 다음 견인과 회전하는 동작의 강화 체조를 실시하면 근막이 움
직이는 범위가 커져서 사이즈가 줄어드는 데 더욱 효과적이다.

다이어트 효과를 오래 유지하려면 전체적으로 실시한다

예를 들어 살펴보자. 어깨뼈를 교정하면 팔뚝살이 즉각적으로 줄어든다. 하지만 팔뚝살
을 줄이는 체조만 해서는 줄어든 사이즈를 오래 유지할 수 없다. 상체의 움직임은 어깨뼈
와 날개뼈, 갈비뼈가 함께 만들어내기 때문이다. 어깨뼈와 연결되어 있는 날개뼈와 갈비
뼈도 함께 교정해주면 줄어든 사이즈를 오래 유지할 수 있다. 따라서 전신 다이어트 효과
를 오래 유지하고 싶다면 PART 2의 '부위별 속성 교정 체조'를 1세트로 생각해, 하루에 1
회씩 꾸준히 실시한다.

부위별 속성 교정 체조 실시 방법	1. 똑바른 자세가 시작 자세가 아니라, 45도 사선으로 관절을 회전시켜놓은 상태 　가 시작 자세다. 2. 동작을 바르게 따라 하되, 안 될 경우 가능한 선까지 실시한다. 3. 약간 아프다고 느낄 정도로 실시하면 적당하다. 4. 동작을 실시하며 호흡은 편하게 한다. 5. 관절의 힘을 빼고 회전시켜야 근막이 제자리로 돌아간다. 6. 동작 중 괄약근에 힘을 준 상태를 유지한다.

어깨관절 풀기 이완 체조

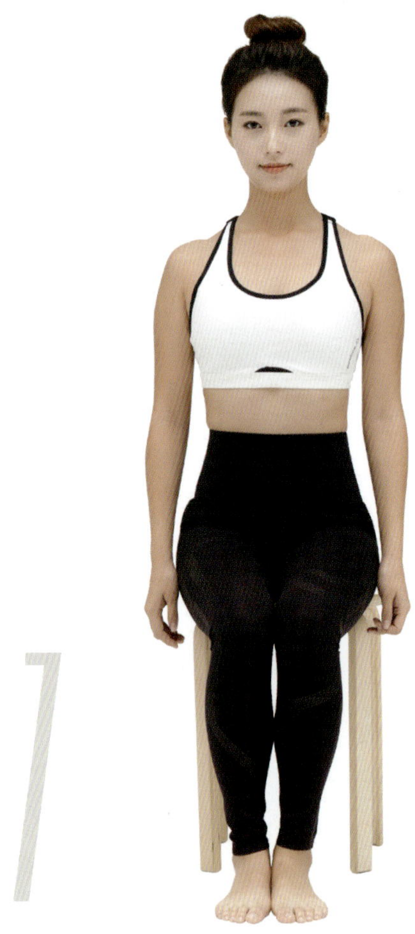

의자에 앉아 다리를 붙이고, 괄약근에 힘을 준다. 양팔을 아래로 늘어뜨린다.

 어깨관절이 제자리에서 벗어나면 팔과 팔꿈치의 관절과 근막도 연달아 뒤틀리
면서 팔뚝의 살이 늘어진다. 이 체조는 어깨관절을 풀어 팔 전체의 관절과 근
막이 자연스럽게 움직이도록 돕는다. 이후 팔을 회전시키는 동작을 연달아 실
시하면 팔뚝이 슬림해지는 효과를 더욱 높일 수 있다.

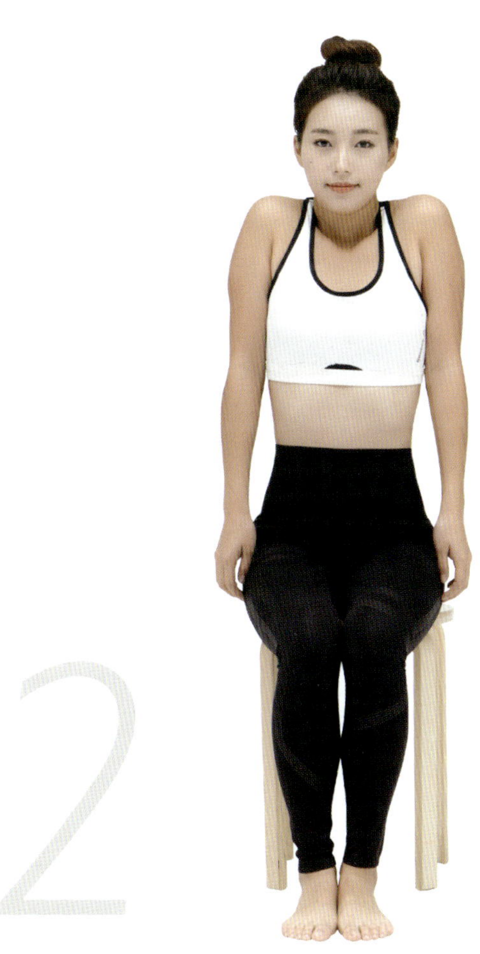

어깨를 최대한 위로 들어 올렸다가 툭 내린다. 1번 자세로 돌아와 동작을 반복
한다.

팔관절 회전시키기 강화 체조

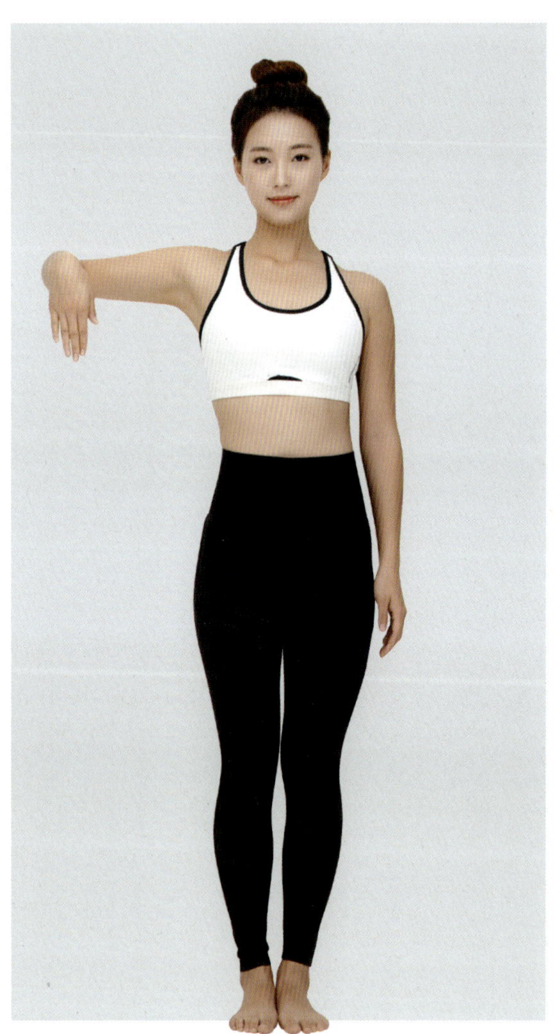

1

등을 벽에 대고 서서 오른팔을 옆으로 쭉 편다. 팔꿈치를 90도로 접은 다음 손끝이 바닥을 향하도록 손목을 90도로 꺾는다.

 뒤틀린 팔의 관절을 견인하고 회전시키는 동작으로, 팔의 근막을 조이고 모아
팔뚝의 두께를 줄인다. 굽은 어깨나 목·어깨 통증을 즉각적으로 완화시키는 데
도 효과적이다.

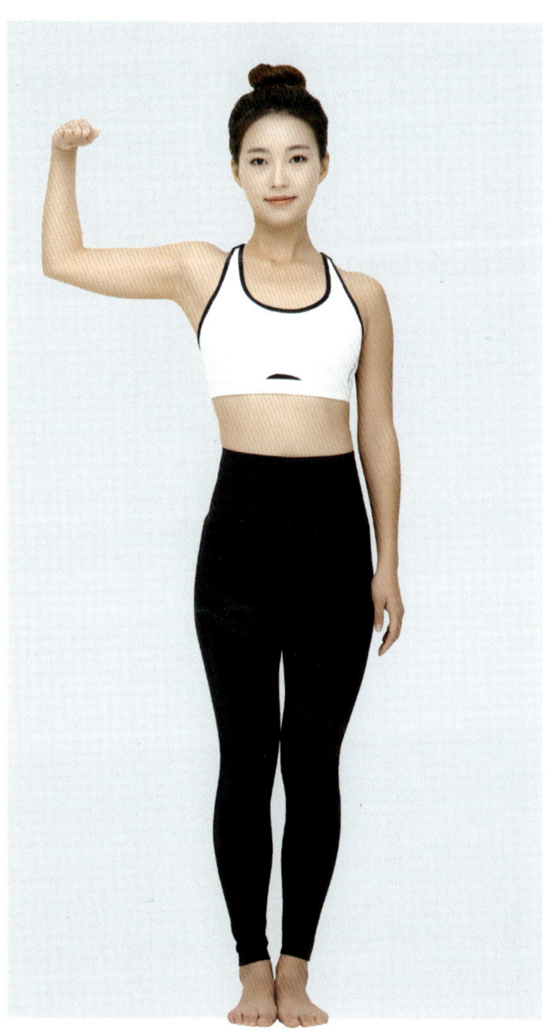

2

뒤통수와 팔꿈치는 고정한 채 손목이 벽에 닿도록 팔을 위로 든다. 1번 자세로
돌아와 동작을 30회 반복한다.

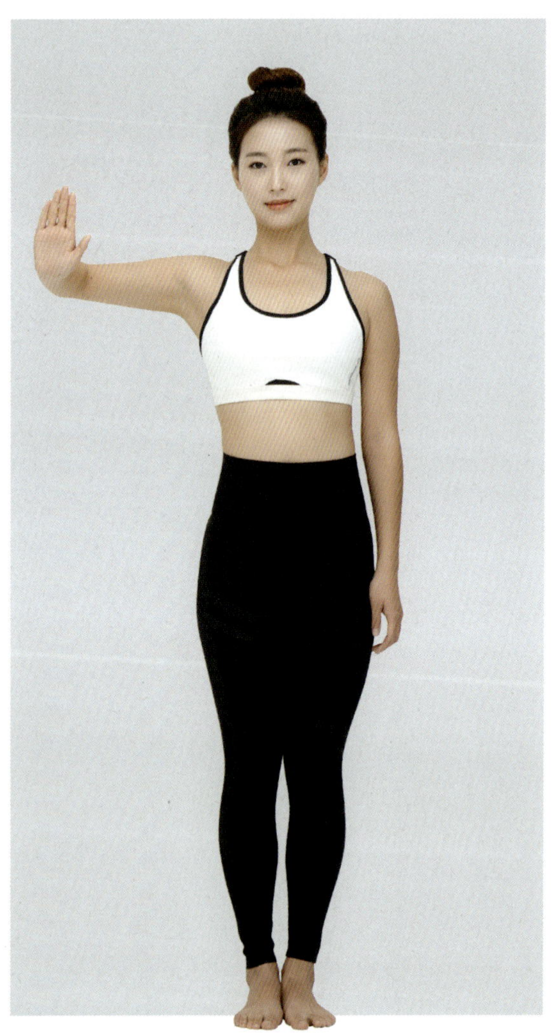

3

등을 벽에 대고 서서 오른팔을 옆으로 쭉 편다. 팔꿈치를 90도로 접은 다음 손
끝이 천장을 향하도록 손목을 90도로 꺾는다.

2번, 4번 동작을 할 때 뒤통수와 팔꿈치를 벽에 최대한 밀착시킨
다음 팔꿈치부터 손목만 회전시킨다. 벽 앞에 서서 움직이기 어
려우면 바닥에 누워 발목을 위로 꺾은 채 동작을 실시해도 좋다.

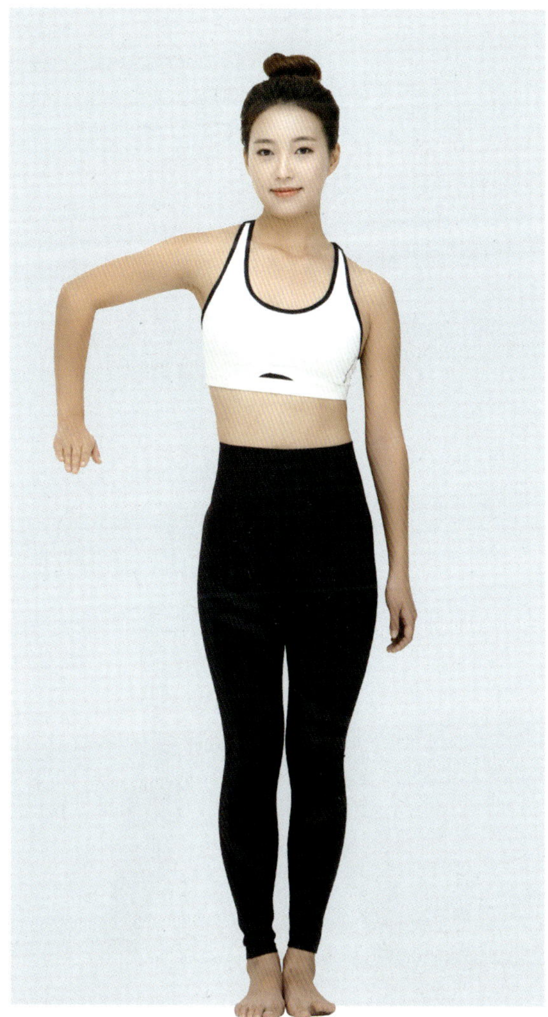

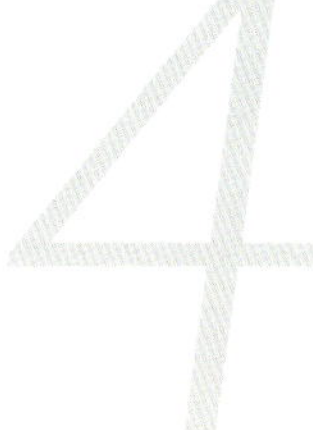

오른쪽 어깨가 더 아래
로 내려오고 팔이 안으
로 말려 있다면 오른팔
과 왼팔의 관절 각도를
맞추기 위해, 오른팔 동
작을 20~30회 더 실시
한다.

어깨를 고정한 채 팔꿈치와 손목이 벽에 닿도록 팔을 아래로 내린다. 3번 자세
로 돌아와 동작을 30회 반복한 후 같은 방법으로 반대쪽도 실시한다.

옆구리 근막 늘이기 이완 체조

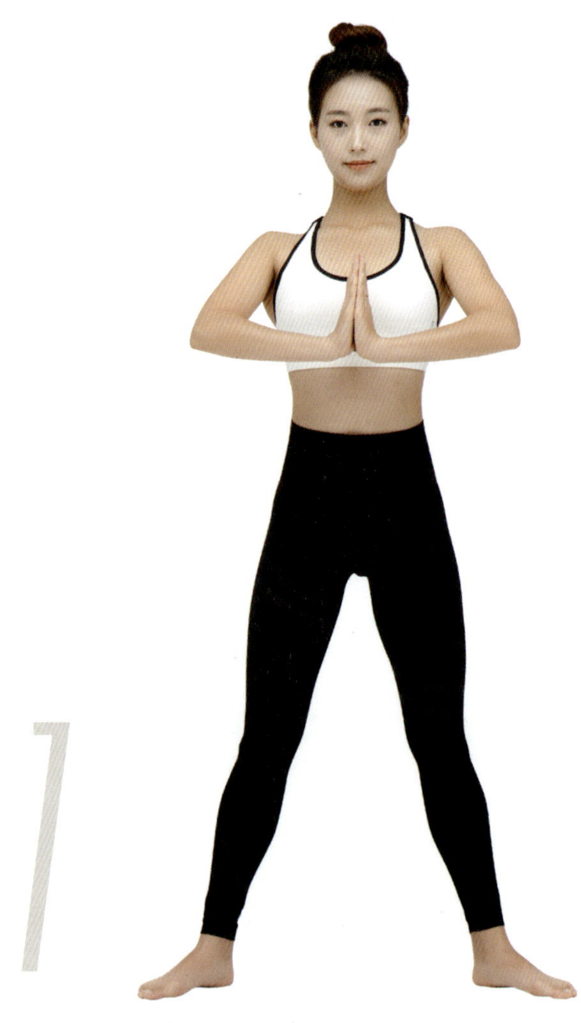

다리를 어깨너비보다 넓게 벌리고 서서 발끝을 45도로 바깥을 향해 벌린다. 양손을 가슴 높이에서 모아 손바닥을 맞대고, 팔꿈치를 바닥과 평행하도록 든다.

효과 갈비뼈를 따라 위치한 옆구리의 근막들이 아래로 늘어지면 몸통의 두께가 넓어져 체격이 커 보인다. 갈비뼈를 끌어 올리는 동작을 통해 옆구리의 근막을 늘이면서 유연성을 높인다.

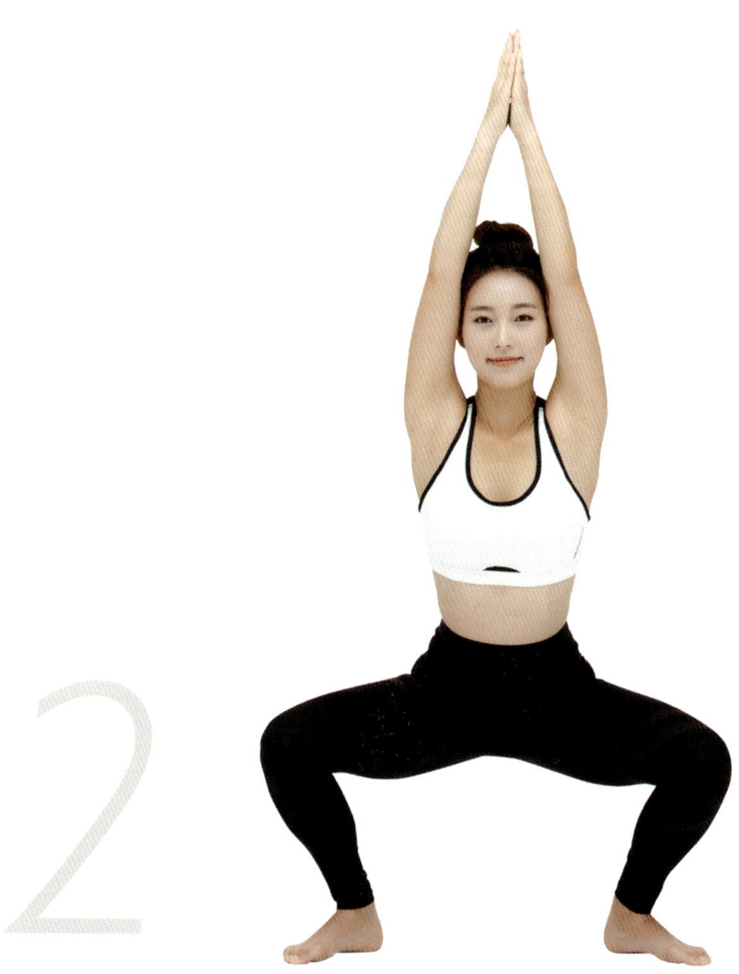

팔을 머리 위로 쭉 뻗으며 동시에 무릎을 굽혀 엉덩이를 무릎 높이까지 내린다.
1번 자세로 돌아와 동작을 반복한다.

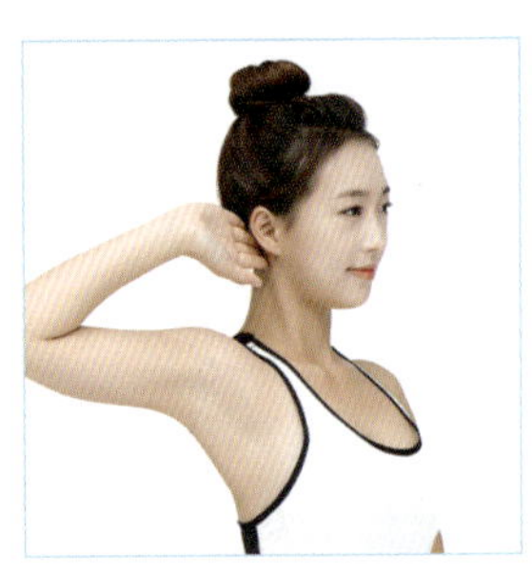

갈비뼈 회전시키기 `강화 체조`

POINT
손가락을 옆통수에 대면 몸의
회전 범위가 줄어 교정 효과가
반감하니, 귀의 바로 뒤쪽에 대
고 동작을 실시한다.

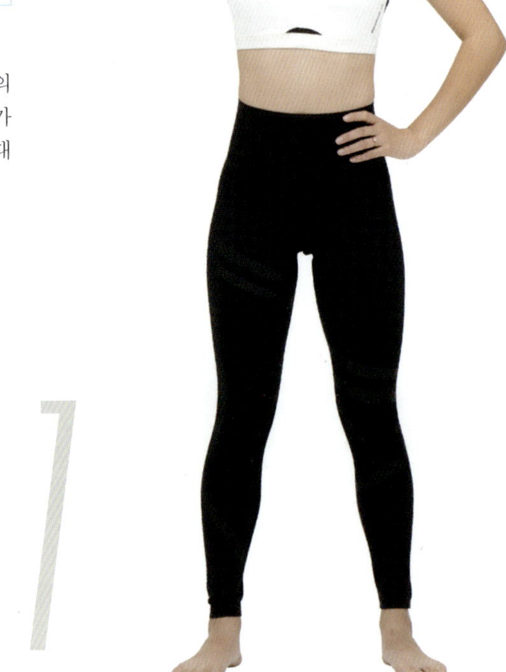

1

다리를 어깨너비로 벌리고 서서 오른손 검지와 중지, 약지를 오른쪽 뒤통수에
댄다. 왼손은 허리에 올린다.

효과 갈비뼈가 뒤틀리면 등이 구부정해지면서 몸통이 좌우로 넓어진다. 돌출된 갈
비뼈를 안으로 회전시키고 견인하여 갈비뼈를 닫아 올리는 동작으로, 벌어지
고 꺾인 등과 옆구리의 근막이 제자리로 돌아가면서 몸통이 줄어든다.

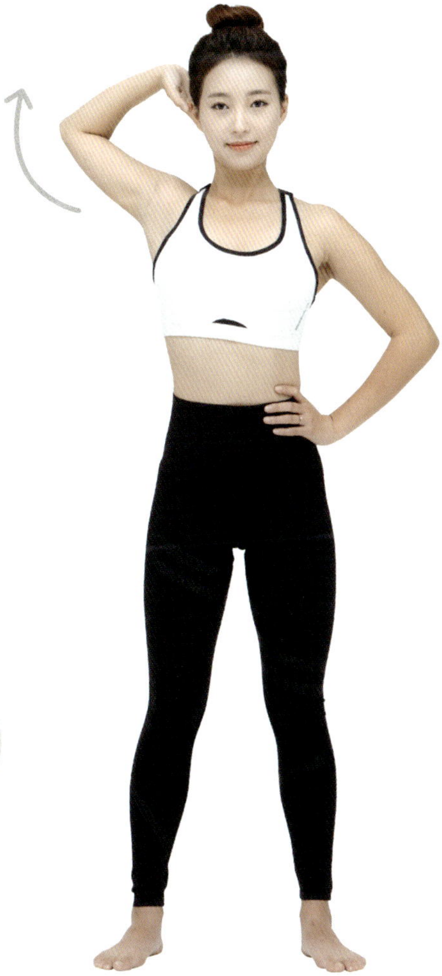

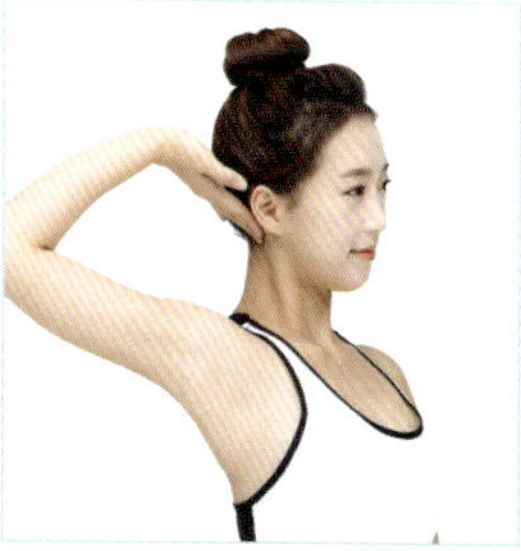

2

POINT
목과 허리, 팔약근에 힘을 준다.

팔에 힘을 준 채 팔꿈치는 뒤로, 뒤통수를 받친 세 손가락은 앞으로 밀며 갈비
뼈를 45도로 회전하며 들어 올린다. 1번 자세로 돌아와 반복한 후 같은 방법으
로 반대쪽도 실시한다.

허리 근막 늘이기 이완 체조

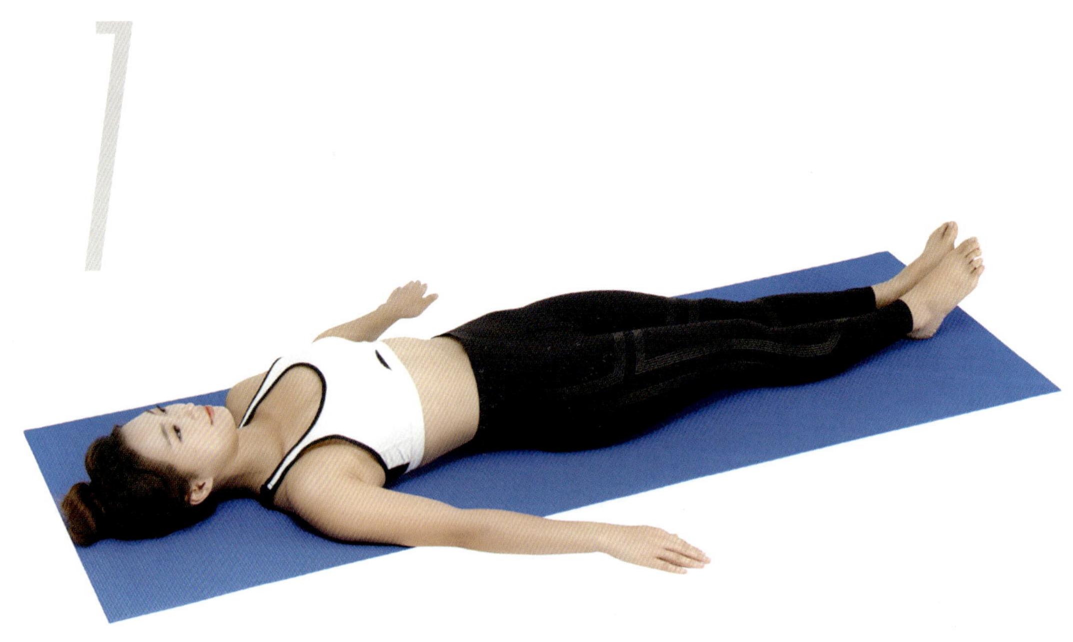

1

등을 대고 눕는다.

효과　뭉친 허리의 근막을 풀어주는 동작. 허리의 근막을 부드럽게 이완시켜야 골반과 갈비뼈 등의 관절이 회전할 수 있는 범위가 넓어져, 이후에 강화 동작을 시행할 때 허리의 둘레가 드라마틱하게 감소된다.

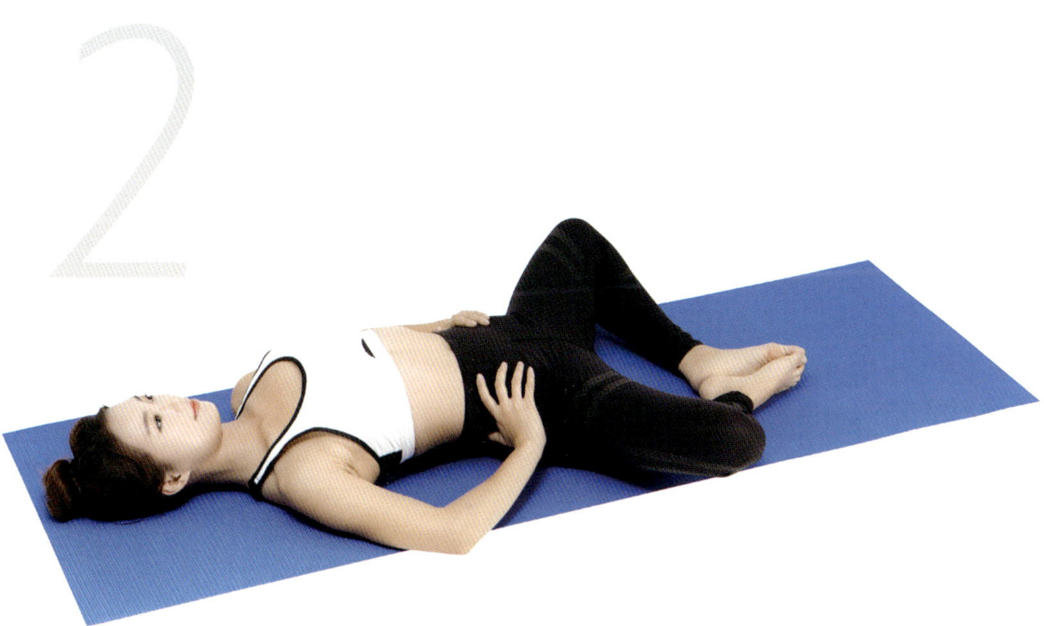

양쪽 발바닥을 맞대고, 양손은 골반을 잡아 고정시킨다.

3

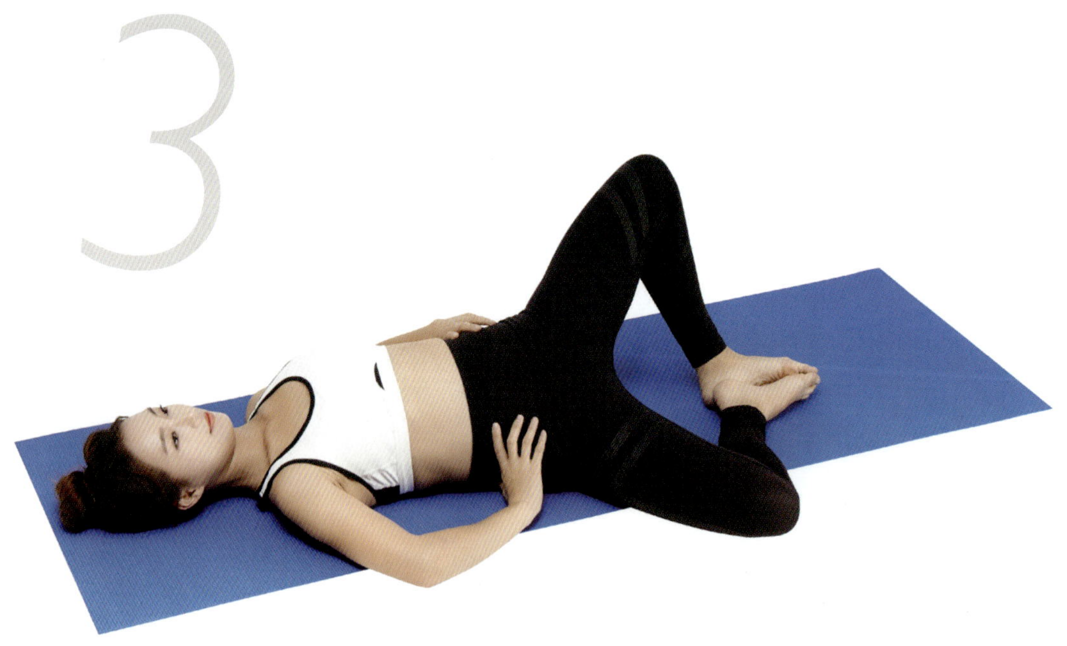

괄약근에 힘을 준 채 오른쪽 무릎이 바닥에 닿도록 허리를 오른쪽으로 회전시
킨다.

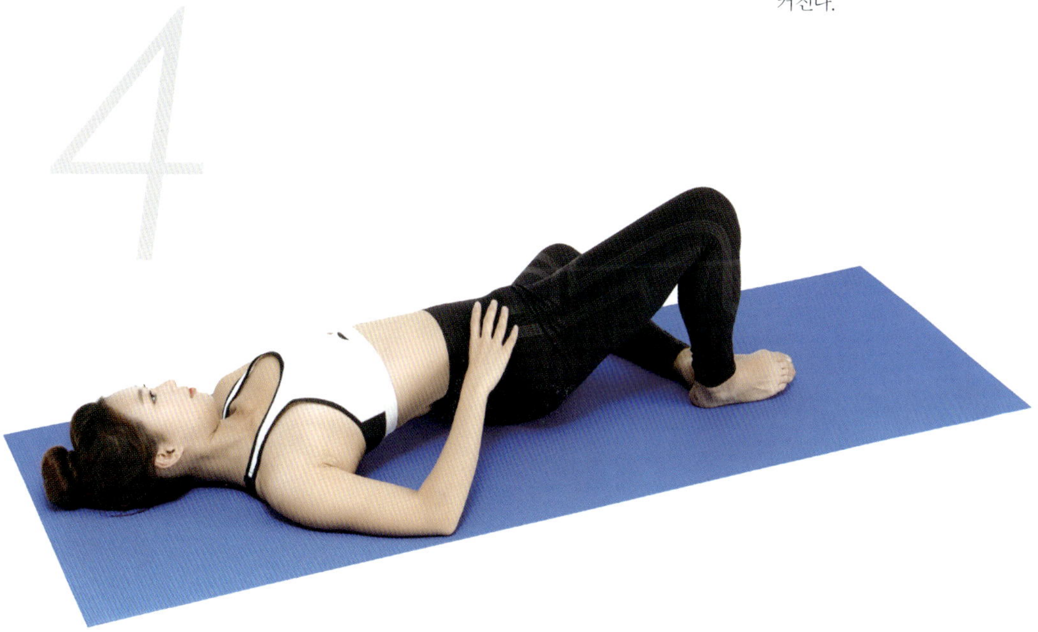

그대로 괄약근에 힘을 준 채 왼쪽 무릎이 바닥에 닿도록 허리를 왼쪽으로 회전
시킨다. 1번 자세로 돌아와 동작을 반복한다.

허리 근막 비틀기 강화 체조

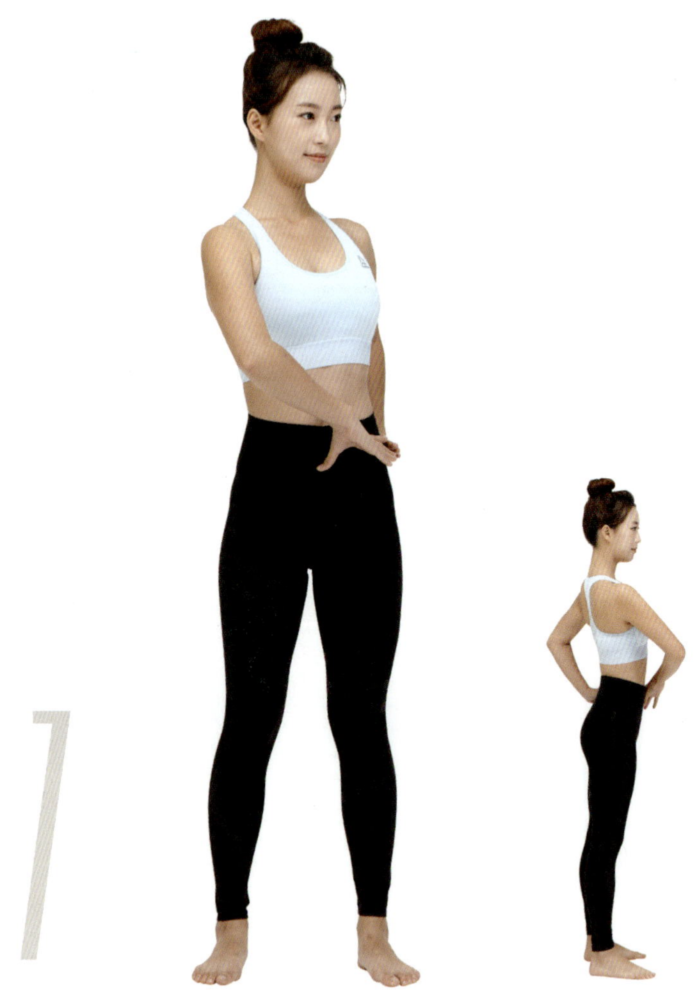

다리를 어깨너비로 벌리고 선다. 오른손 엄지손가락은 배꼽, 왼손 엄지손가락
은 허리 뒤쪽 한가운데에 고정한다. 괄약근에 힘을 주어 엉덩이를 조이며 상체
를 살짝 왼쪽으로 돌린다.

 갈비뼈와 허리의 근막이 서로 반대로 비틀어지면 몸 안쪽에 있던 근막이 밖으로 돌출되어 허리가 굵어진다. 이런 상태로 오래 앉아 있으면 허리에 살이 더 쉽게 붙는다. 근막을 좌우로 회전하고 견인하여 돌출된 근막을 제 위치로 보내고 허리에 붙은 살을 빼준다.

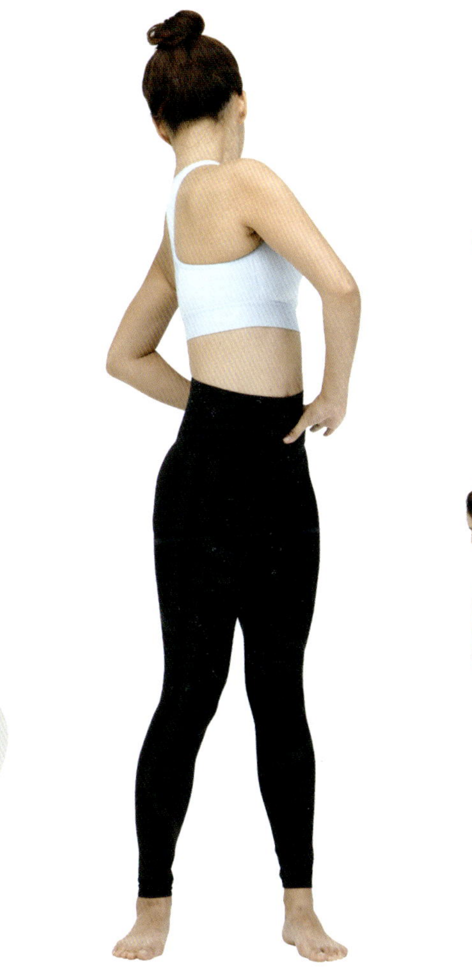

POINT

골반까지 함께 회전하지 않도록 주의한다. 골반은 최대한 정면을 향하도록 양쪽 엄지손가락으로 단단히 고정한다.

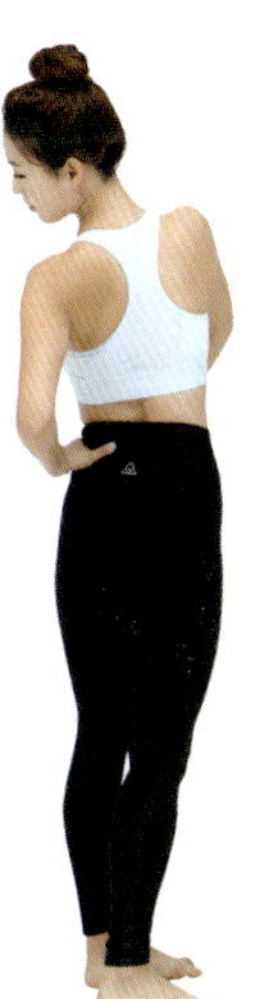

상체를 왼쪽으로 강하게 회전시킨다. 이때 고개는 왼쪽 바닥을 바라본다. 1번 자세로 돌아와 동작을 반복한 후 같은 방법으로 반대쪽도 실시한다.

고관절 뒤쪽 근막 풀기 이완 체조

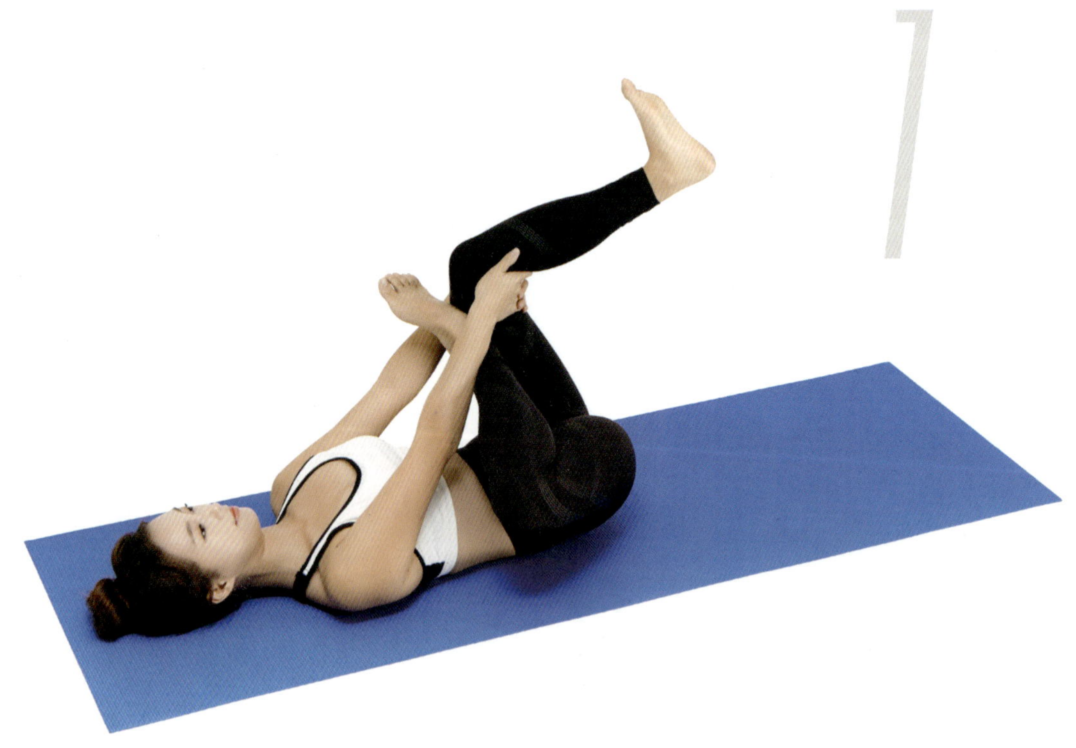

등을 대고 누워 왼쪽 무릎을 접어 세운다. 오른쪽 발목이 왼쪽 무릎 위에 닿도록 다리를 올린다. 양손은 왼쪽 무릎 뒤쪽에서 깍지를 낀다.

 굳은 고관절의 근막을 풀어 고관절이 회전되는 범위를 넓혀준다. 평소에 오래 앉아 있어 경직되고 짧아진 고관절 뒤쪽의 근막을 부드럽게 풀어주는 동작으로, '엉덩이 근막 끌어 올리기'를 연이어 실시하면 엉덩이에 강한 자극을 줄 수 있다.

POINT

다리를 뻗어 올릴 때 허벅지 뒷면과 엉덩이가 이완되는 것을 느끼며 동작한다.

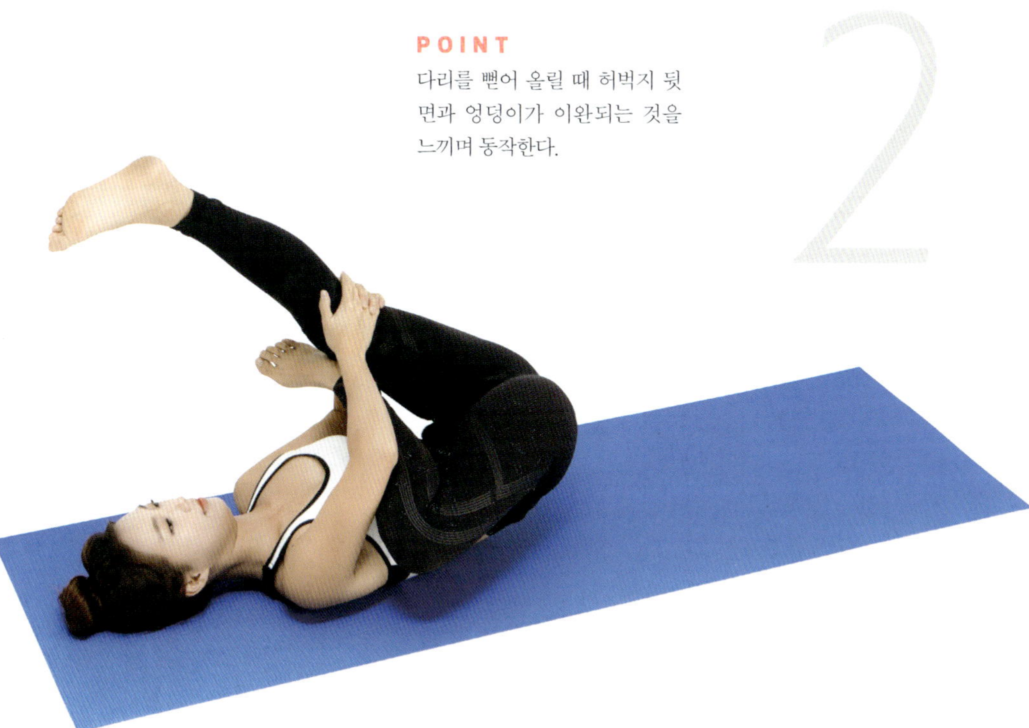

왼쪽 다리를 펴면서 가슴 쪽으로 무릎을 최대한 당긴다. 이때 엉덩이가 바닥에서 떨어지도록 힘껏 다리를 뻗어 올린다. 1번 자세로 돌아와 동작을 반복한 후 같은 방법으로 반대쪽도 실시한다.

엉덩이 근막 끌어 올리기 강화 체조

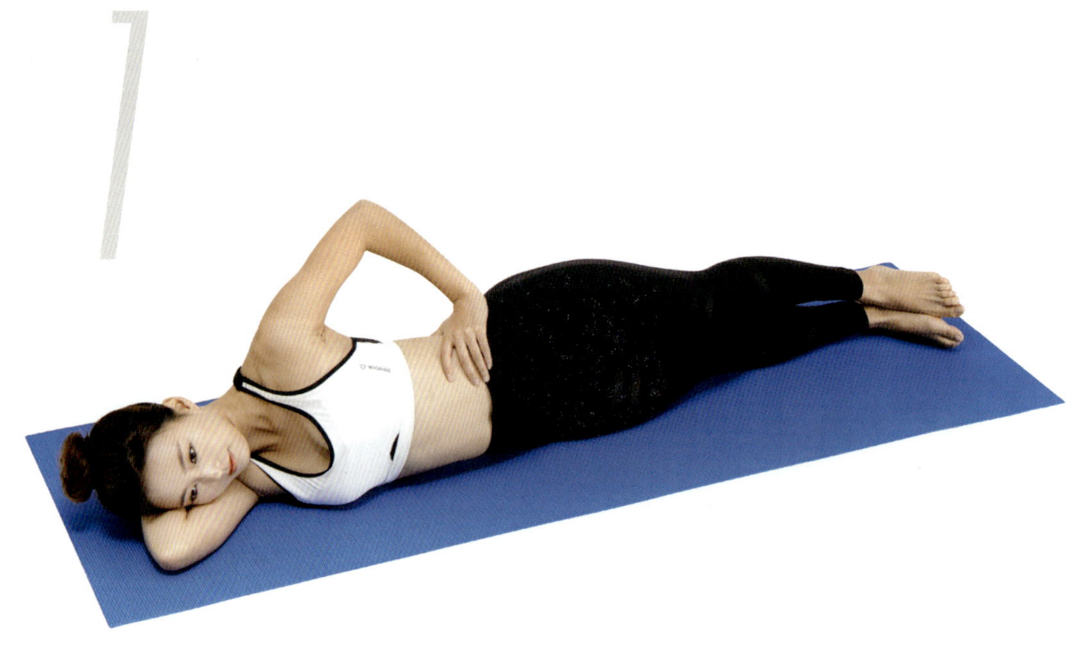

1

바닥에 옆으로 누워 다리를 쭉 편다. 오른팔은 접어 고개를 받치고, 왼손은 골반
에 얹는다.

골반 가장 아래에 있는 천골(삼각형 뼈)이 벌어지면 엉덩이가 펑퍼짐해진다. 벌어진 천골을 모으는 동작. 퍼진 엉덩이의 근막을 안으로, 위로 올려준다. 엉덩이의 좌우 사이즈가 줄어들고, 엉덩이가 위로 봉긋하게 솟아오른다.

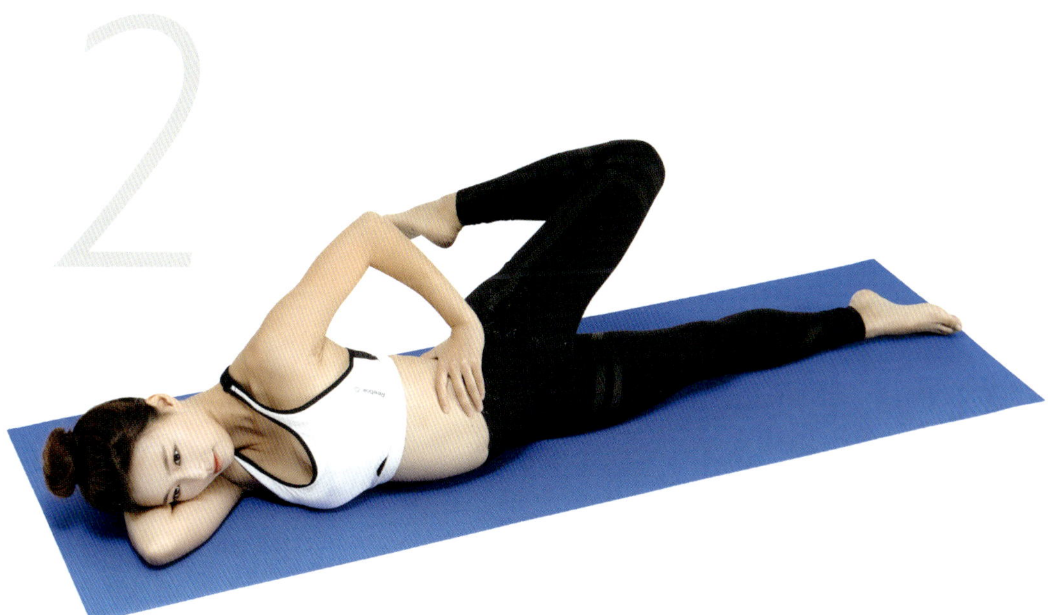

왼쪽 다리를 들어 올린 다음 무릎을 접는다. 골반은 고정한 채 발꿈치를 최대한 엉덩이에 닿도록 당겼다가 다리를 곧게 편다. 50회 반복한다.

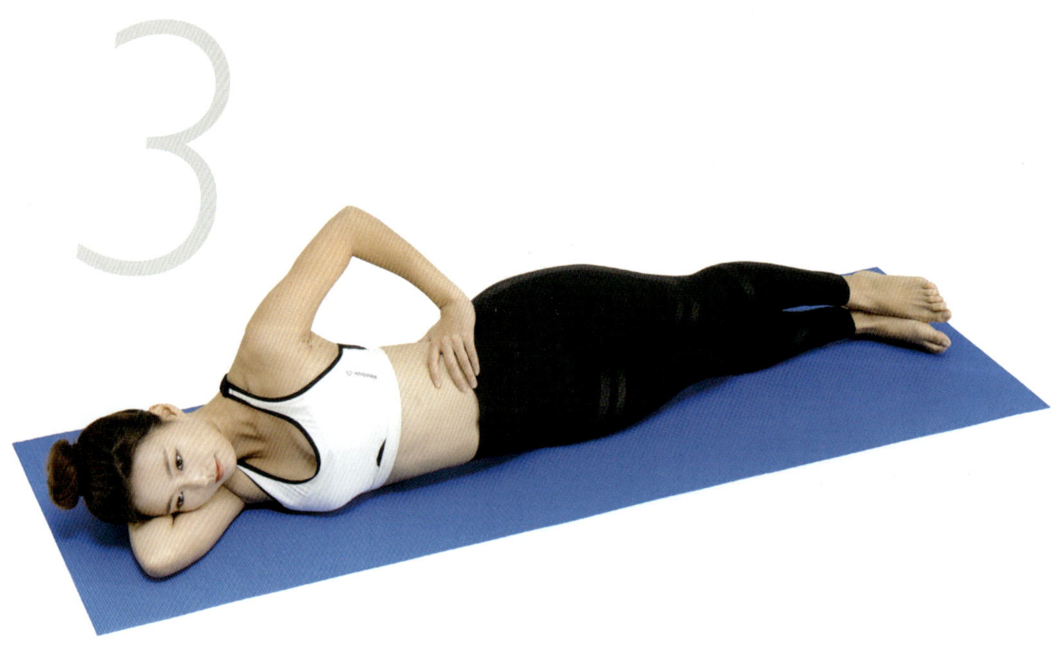

1번 자세로 돌아온다.

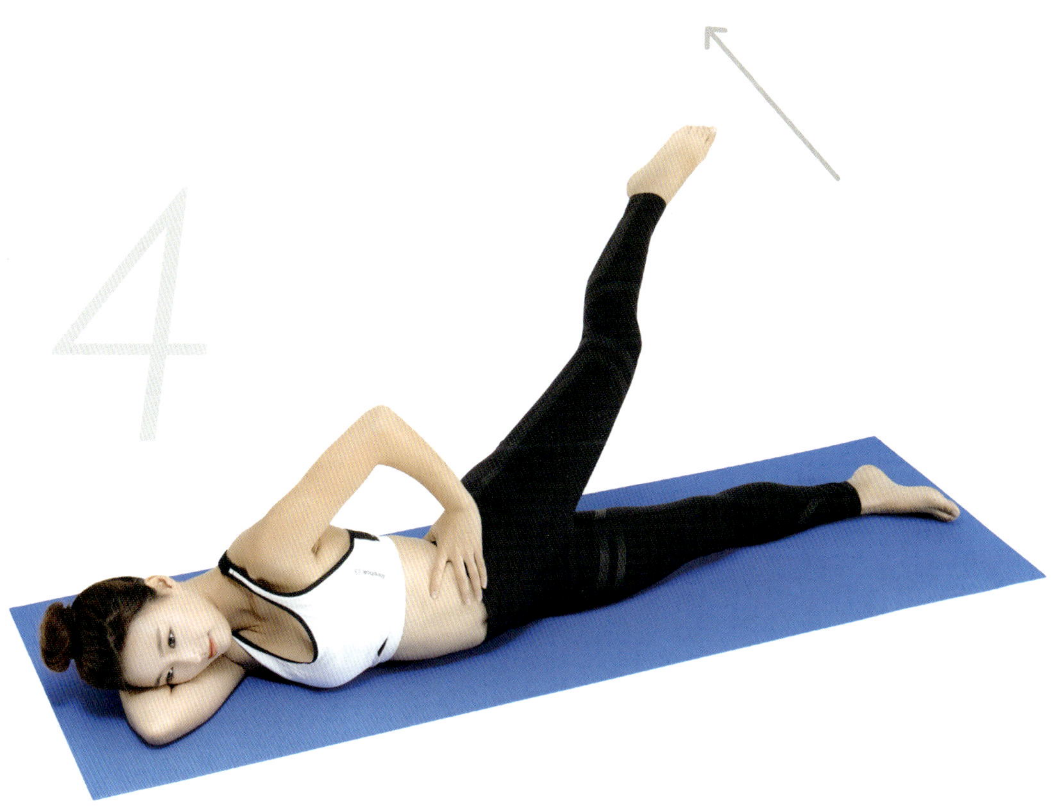

골반은 고정한 채 왼쪽 다리를 들어 올린 다음 몸 뒤쪽으로 최대한 뻗었다가 제
자리로 돌아온다. 50회 반복한 후 반대 방향으로 누워 같은 방법으로 실시한다.

고관절 안쪽 근막 풀기 이완 체조

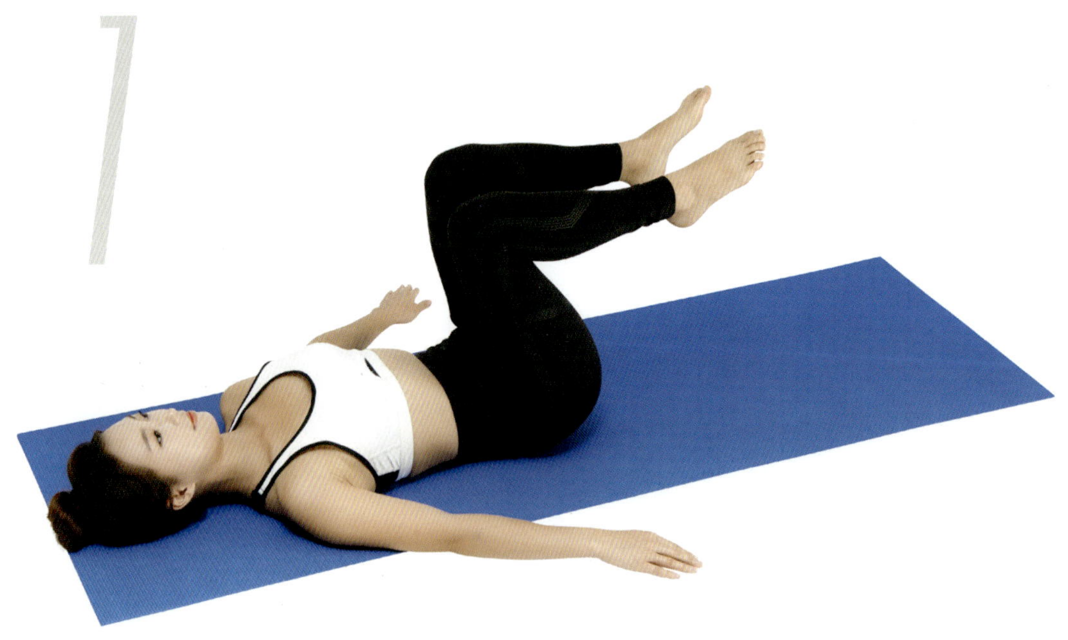

등을 대고 눕는다. 무릎을 접어 세운 뒤 다리를 어깨너비로 벌려 들어 올린다.

 고관절 주변의 근막이 굳으면 고관절의 움직임이 불편해진다. 또한 골반부터 허벅지, 무릎을 잇는 대퇴골뼈의 근막이 위아래로 엉키고, 허벅지 안쪽으로 살이 처진다. 고관절부터 무릎까지 연결된 허벅지 안쪽의 근막을 부드럽게 이완시키는 동작이다.

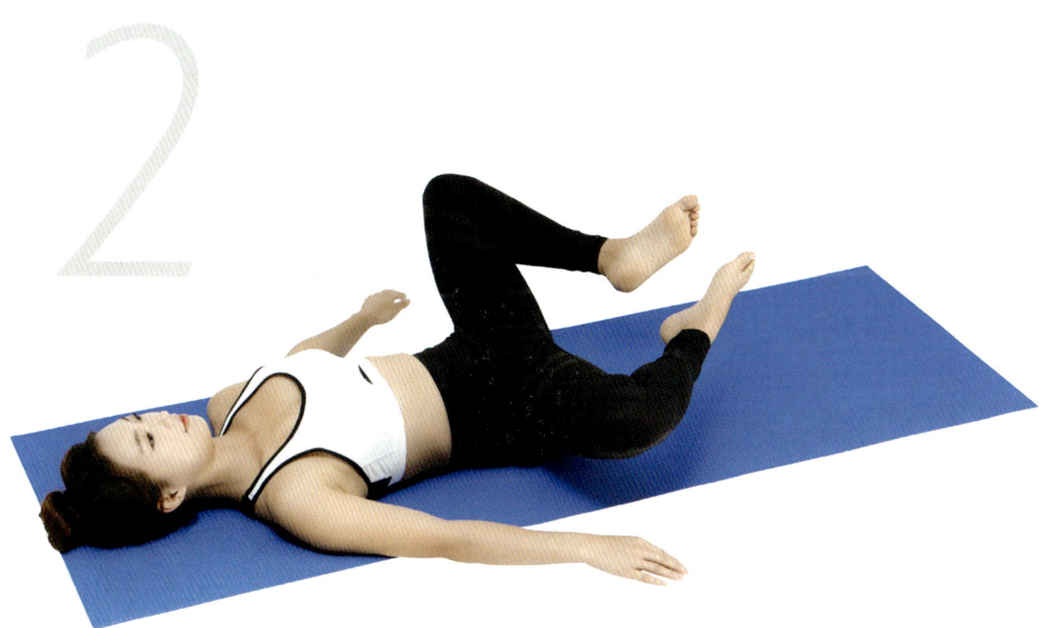

무릎을 좌우로 최대한 힘껏 벌린다. 1번 자세로 돌아와 동작을 반복한다.

허벅지 근막 끌어 올리기 강화 체조

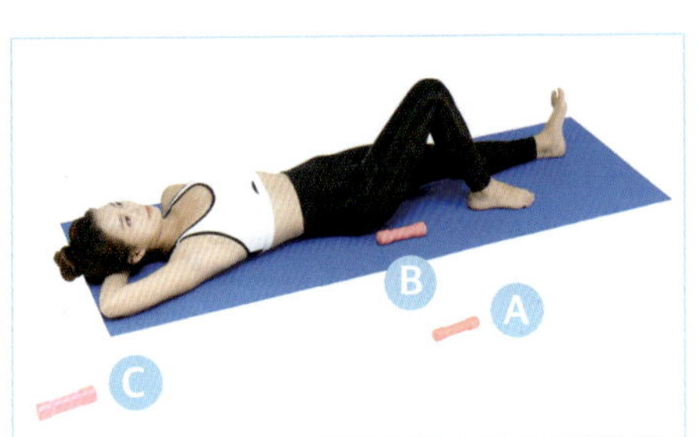

준비 자세

등을 대고 누워 오른쪽 무릎을 접어 세운다. 오른쪽 팔꿈치를 접어 손바닥으로 머리를 받친다. 허벅지에서 30cm 떨어진 Ⓐ 지점, 허벅지 바로 옆(튀어나온 승마살 부위) Ⓑ 지점, 팔꿈치 사선 위 Ⓒ 지점에 물건을 두어 위치를 표시한다.

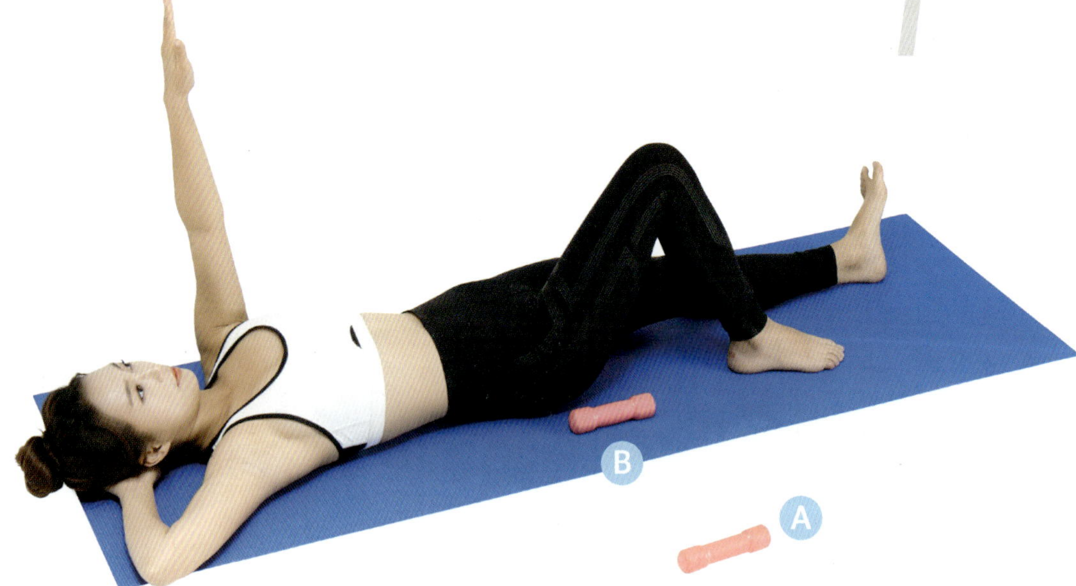

손등이 얼굴을 향하도록 왼팔을 수직으로 뻗어 올린다.

 등이 굽으면서 옆구리가 좌우로 벌어지면 고관절이 회전되고 대퇴골을 감싼 근막이 엉키면서 부피가 커진다. 허벅지를 비롯한 다리의 모양도 울퉁불퉁하게 변형된다. 등부터 옆구리, 고관절, 대퇴골, 무릎, 발목까지 한꺼번에 교정하는 동작이다. 특히 허벅지 라인을 매끄럽게 정리하는 효과가 뛰어나 하체가 날씬해진다.

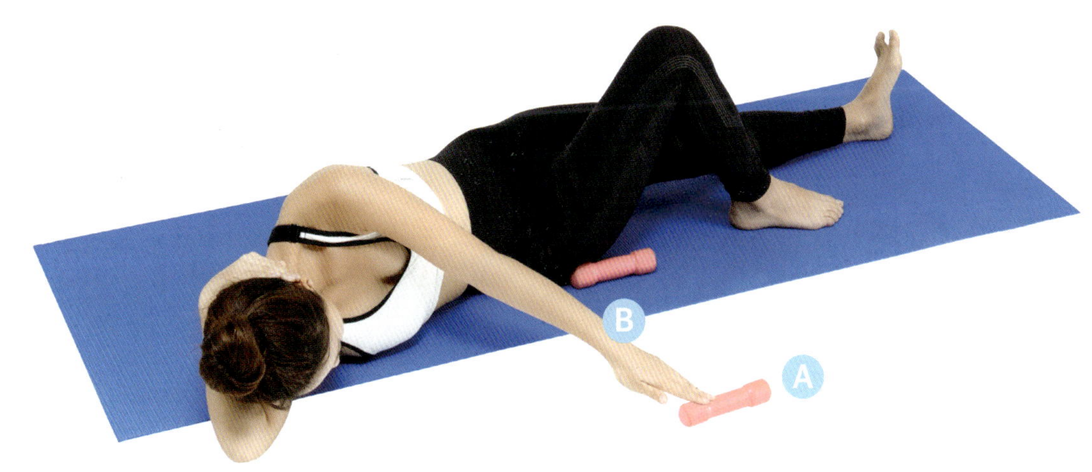

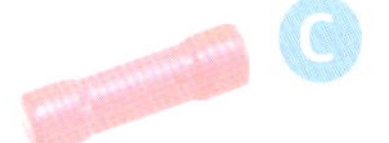

오른쪽 팔꿈치와 골반을 고정한 채 허벅지에서 30cm 떨어진 Ⓐ 지점을 향해 왼손을 뻗으며 상체를 사선으로 회전시킨다. 왼손으로 Ⓐ를 터치한 다음 1번 자세로 돌아와 30회 반복한다.

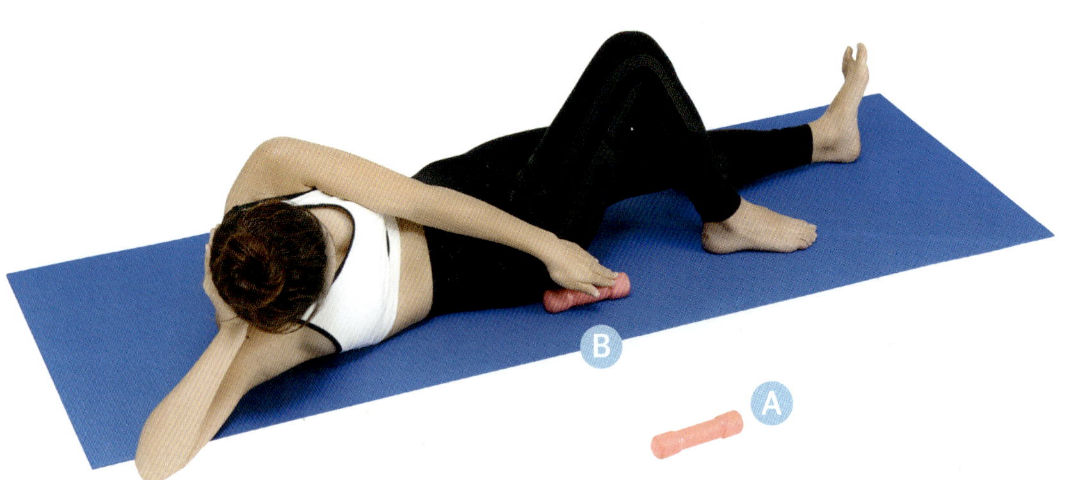

1번 자세로 돌아온다. 오른쪽 팔꿈치와 골반을 고정한 채 허벅지 바로 옆 Ⓑ 지
점을 향해 왼손을 뻗으며 상체를 사선으로 회전시킨다. Ⓑ를 터치한 다음 1번
자세로 돌아와 30회 반복한다.

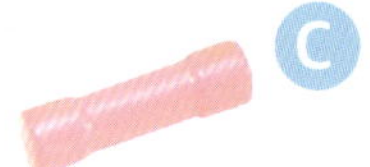

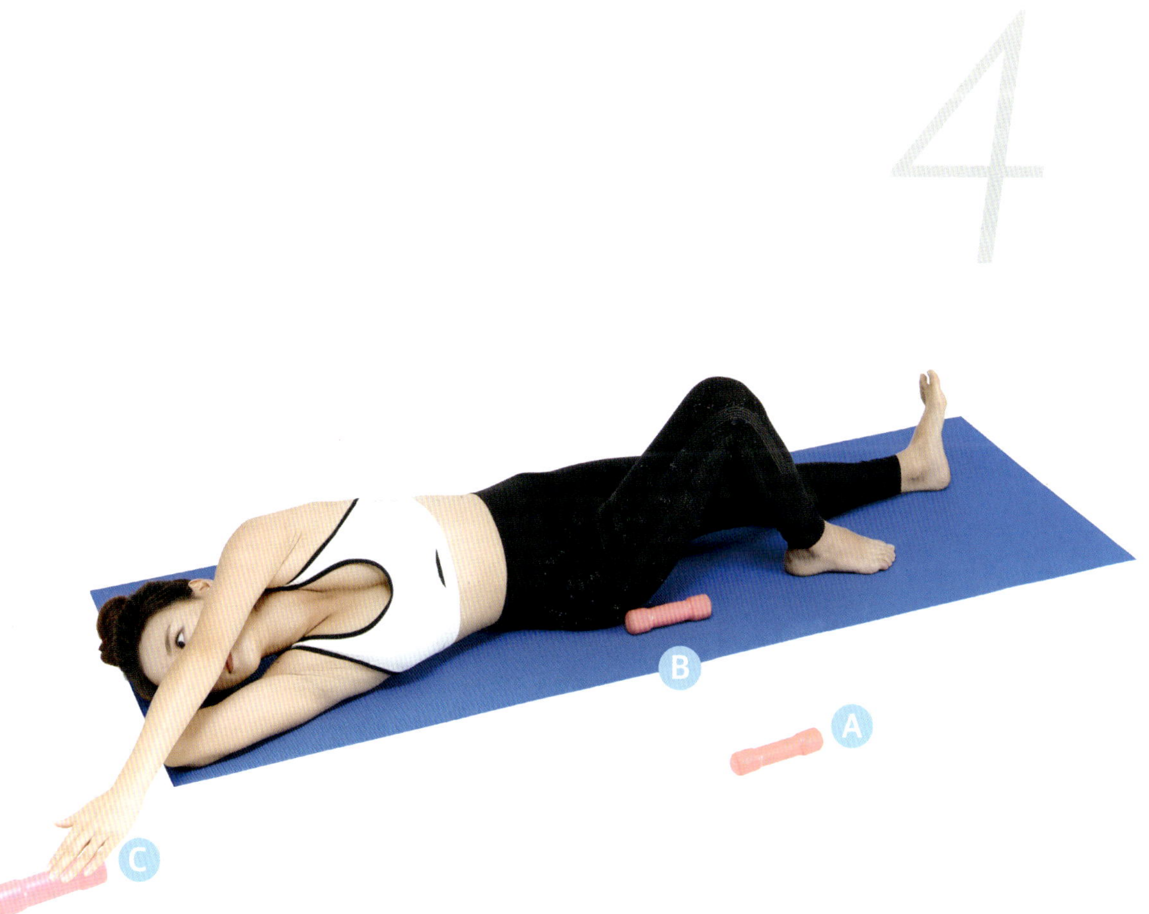

1번 자세로 돌아온다. 오른쪽 팔꿈치와 골반을 고정한 채 팔꿈치 사선 위 ⓒ 지점을 향해 왼손을 뻗으며 상체를 사선으로 회전시킨다. 왼손으로 ⓒ를 터치한 다음 1번 자세로 돌아와 30회 반복한다. 반대쪽도 같은 방법으로 실시한다.

하체 근막 당겨 올리기 이완 체조

POINT
다리의 간격이 어깨너비보다 좁
으면 안 된다.

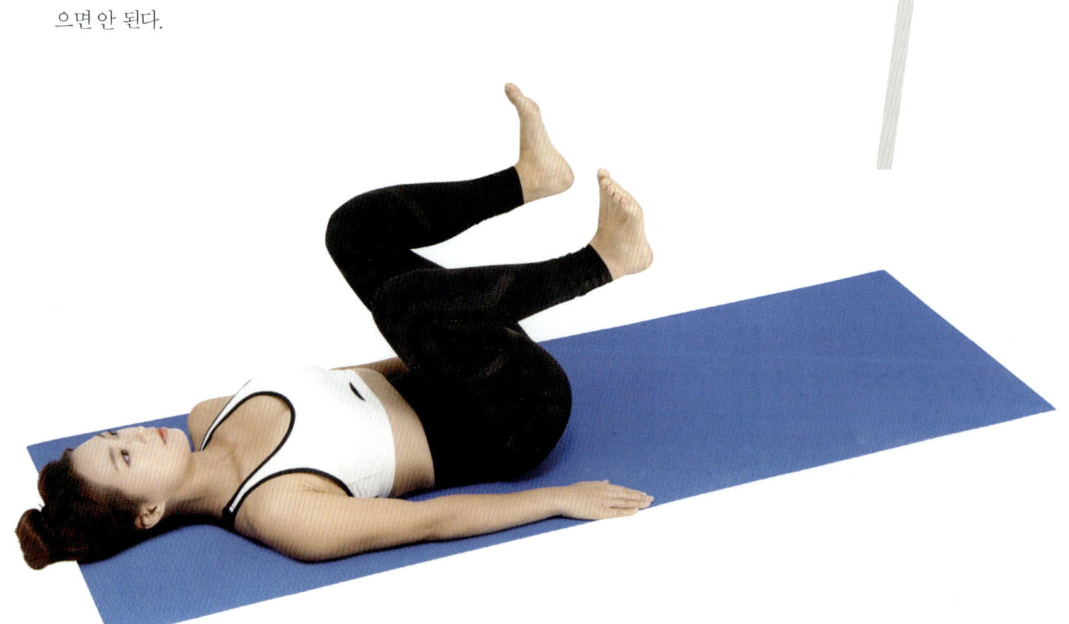

등을 대고 눕는다. 무릎을 접어 세운 뒤 다리를 어깨너비보다 넓게 벌려 들어
올린다. 발끝은 몸 안쪽으로 당긴다.

 고관절이 틀어지면 엉덩이의 근막이 허벅지로 흘러내리고 무릎과 종아리, 발목, 발바닥까지 하체의 모든 근막이 연쇄적으로 늘어진 채 뭉친다. 하체의 관절과 근막 전체를 당겨 올리며 풀어주는 동작으로, 종아리의 근막을 유연하게 만들어준다.

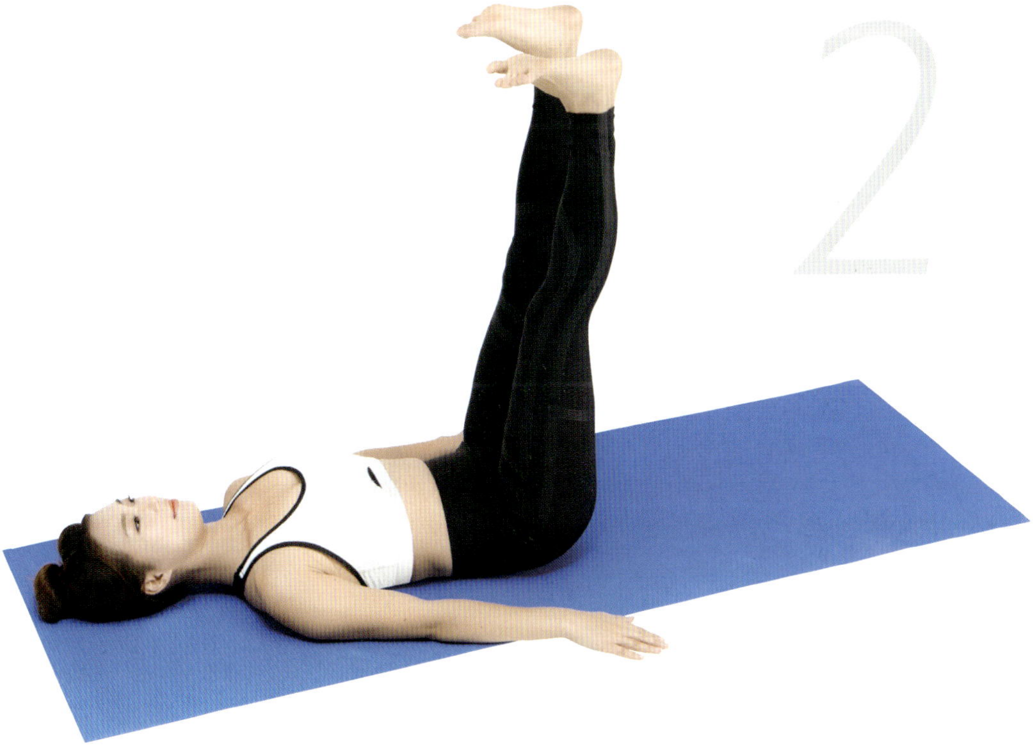

팔에 힘을 준 채 엉덩이가 살짝 들리도록 무릎을 쭉 펴서 다리를 수직으로 뻗는다. 1번 자세로 돌아와 동작을 반복한다.

무릎관절 회전시키기 강화 체조

POINT

발목을 잡기 힘들다면 종아리를
잡아도 좋다. 유연성에 따라 적
당한 부위를 잡는다.

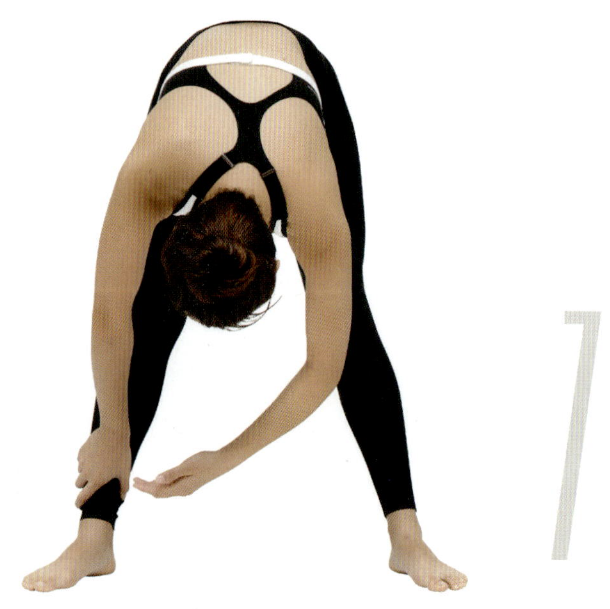

다리를 어깨너비보다 넓게 벌리고 서서 발끝을 45도로 바깥을 향해 벌린다. 허
리를 굽혀 오른손으로 오른쪽 발목을 잡는다. 왼쪽 팔꿈치는 살짝 굽힌다.

 무릎의 관절과 근막을 제자리로 견인하고 회전시켜 불룩 튀어나온 종아리의
알통을 줄인다. 평소 무릎이나 발목에 통증이 있었다면 종아리의 사이즈와 상
관없이 실시해보자. 통증이 해소되고 발바닥의 모양이 교정되어, 바른 자세로
서거나 걸을 수 있게 된다.

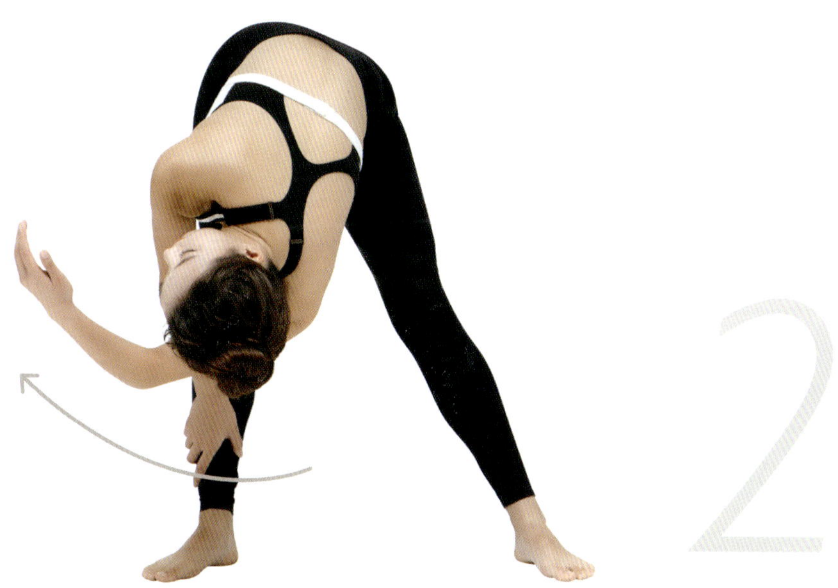

골반은 고정한 채 상체를 오른쪽으로 회전시키면서 왼팔을 오른쪽 다리 옆으로
밀어 넣는다. 이때 고개도 자연스럽게 함께 회전한다. 오른쪽 종아리가 강하게
당기는 느낌이 들도록 회전 방향과 속도를 조절한다. 1번 자세로 돌아와 동작을
반복한 후 같은 방법으로 반대쪽도 실시한다.

발목관절 풀기　이완 체조

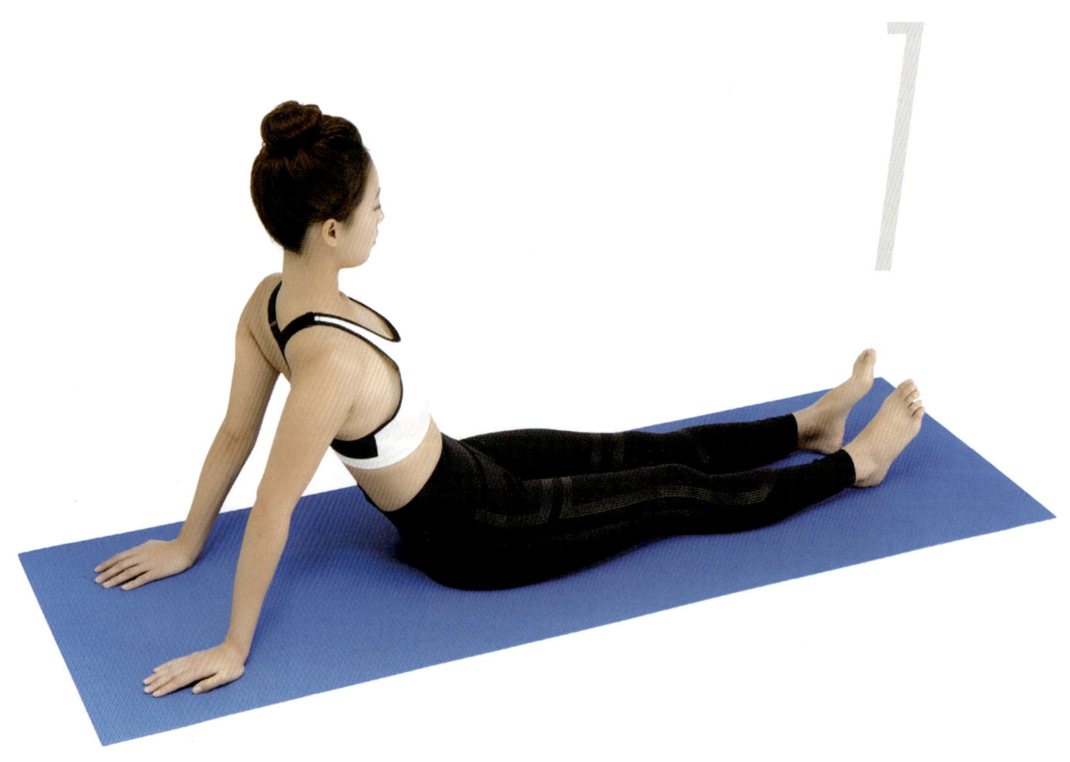

앉아서 다리를 골반너비로 벌린 뒤 쭉 뻗는다. 손끝이 몸 바깥을 향하도록 손바닥을 바닥에 대고, 허리와 등을 곧게 편다.

 발목관절과 근막이 틀어지면 원래 근막이 있어야 할 공간에 지방이 쌓여서 발목이 두꺼워진다. 틀어진 자리에 굳어 있는 관절과 근막을 유연하게 풀어준다.

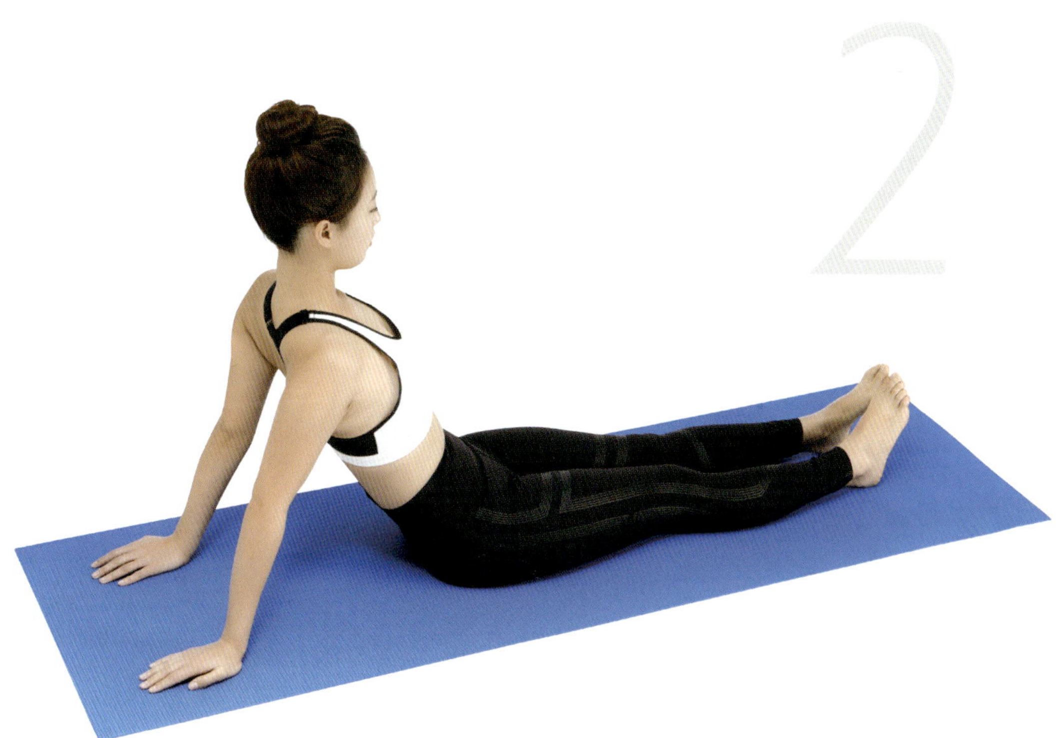

양쪽 발끝이 맞닿도록 발목을 몸 안쪽으로 돌린다. 1번 자세로 돌아와 동작을 반복한다.

발목관절 회전시키기 강화 체조

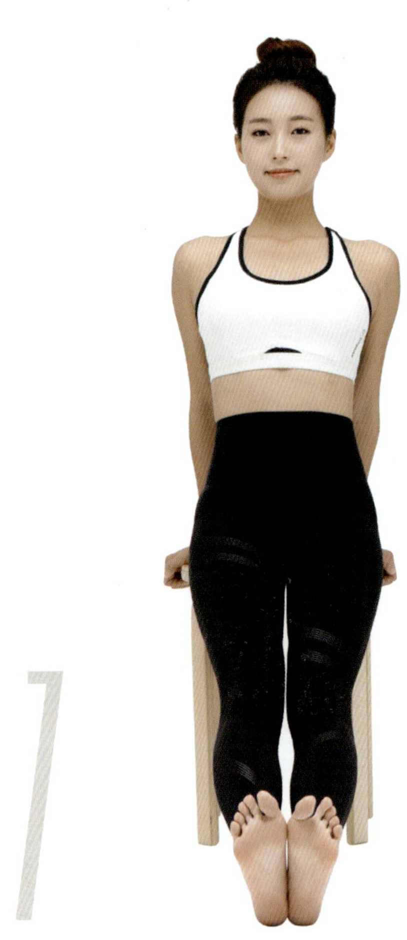

의자 끝에 앉아 양손으로 의자 모서리를 잡는다. 다리를 붙여 앞으로 쭉 뻗은
다음 발끝을 몸 안쪽으로 당긴다.

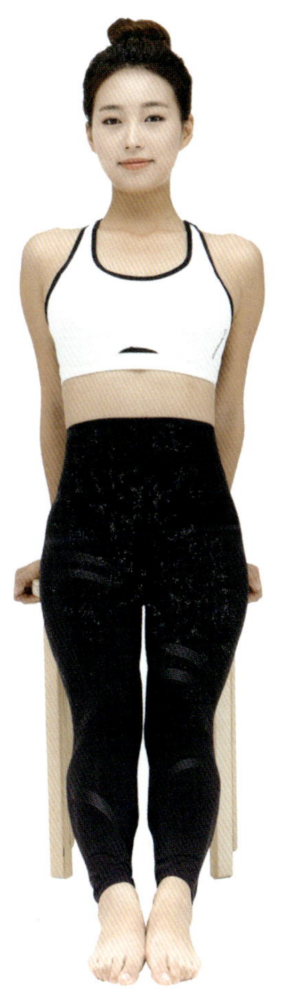

POINT

발목관절이 굳으면 발바닥을 바닥에 붙이기 어렵다. 발목을 가능한 만큼 최대한 아래로 펴고, 무릎이 굽지 않도록 주의한다.

발목을 아래로 쭉 펴서 발바닥과 발가락 전체를 바닥에 붙인다. 1번 자세로 돌아와 동작을 30회 반복한다.

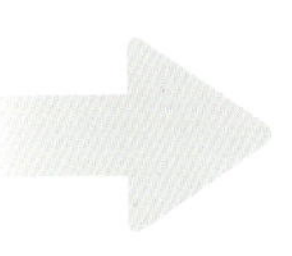

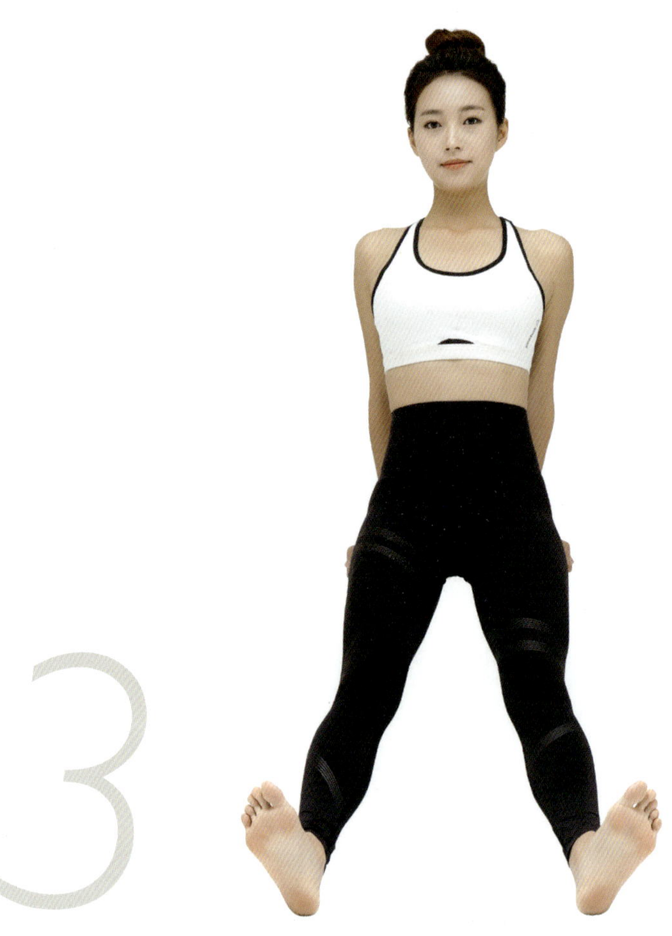

1번 자세로 돌아와 다리를 어깨너비로 벌려 앞으로 쭉 뻗은 다음 발끝을 몸 안쪽으로 당긴다.

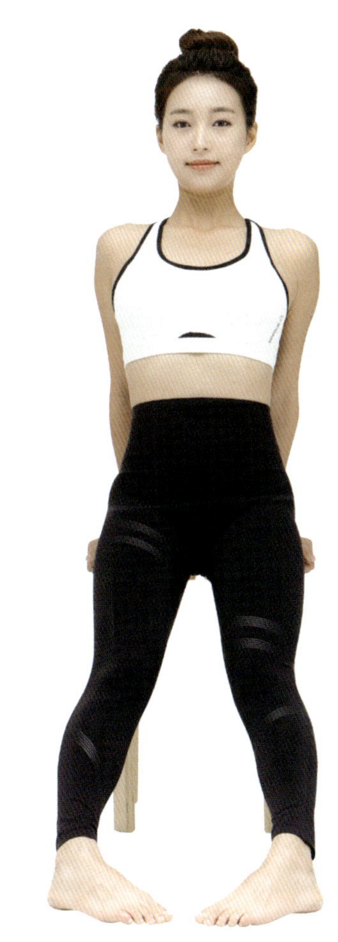

양쪽 발끝이 최대한 가까워지도록 발목을 몸 안쪽으로 회전시키며 발바닥과 발가락 전체를 바닥에 붙인다. 3번 자세로 돌아와 동작을 30회 반복한다.

PART

3 minutes

3

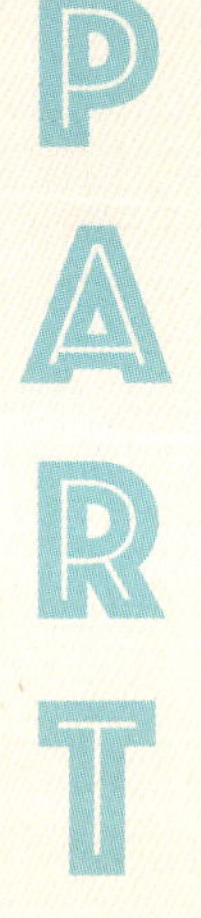
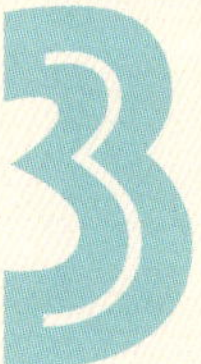

*늘어진 군살이 사라지는

상체 다이어트 교정 체조

3분 상체 다이어트 교정 체조

비뚤어진 척추를 바로잡는다

척추가 비뚤어지면 상체도 좌우로 틀어지고, 등이 굽거나 어깨가 말린다. 살이 찌는 것도 척추가 불균형해졌다는 신호다. 옆구리살이 나오거나 가슴이 처지는 것, 팔뚝살이 늘어지는 것도 모두 척추가 무너졌을 때 나타나는 증상이다. 상체 다이어트 교정 체조는 기본적으로 척추의 정렬을 바로잡아 척추와 연계되어 있는 날개뼈(견갑골), 팔뼈, 갈비뼈를 교정해 상체를 날씬하게 만든다.

얼굴도 동시에 예뻐진다

얼굴의 비대칭 문제는 틀어진 척추에서 비롯된다. 특히 경추(목뼈)와 닿아 있는 목과 어깨가 틀어지면 얼굴의 각 부위도 틀어진다. 눈, 코, 입, 이마, 광대, 턱 등 모든 부위가 목과 연결되어 있기 때문이다. 목과 어깨를 바로잡으면 얼굴 비대칭이 개선되고 척추와 골반뼈를 교정하면 얼굴 윤곽을 아름답게 다듬을 수 있다. 척추 정렬을 맞췄는데 처진 볼살이 올라붙고, 푹 꺼진 눈 밑이 통통하게 차오르는 것을 확인하게 될 것이다.

목, 어깨, 허리 등 상체의 통증이 사라진다

뼈와 근육, 근막이 제자리에서 벗어나 틀어지면 신경이 눌려 통증이 생긴다. 상체 다이어트 교정 체조는 척추를 중심으로 비뚤어진 뼈와 관절을 원래 위치로 되돌리고 늘어진 근육과 근막을 원래 형태로 회복시킨다. 상체 곳곳에서 느끼던 뻐끈함, 찌릿함, 욱신거림, 묵직함 같은 근골격계의 통증이 자연스럽게 사라진다. 틀어졌던 척추가 바르게 돌아오면 같은 자세로 일을 해도 한결 피로가 덜하다고 느끼게 된다.

체중과 상관없이 상체의 라인이 매끄러워진다

굳이 굶거나 운동을 하지 않아도 상체 다이어트 교정 체조를 하면 덜렁거리는 팔뚝살, 처진 가슴살, 힘없이 늘어진 뱃살 등 상체의 살들이 원래 자리로 되돌아간다. 그렇기 때문에 군살이 붙어 울퉁불퉁했던 옆구리나 등 라인이 매끈해지고, 탄력이 생긴 듯 늘어졌던 가슴이나 뱃살이 올라붙는다. 체중이 빠지지 않더라도 근막이 올라붙으면서 부피가 감소한다. 같은 옷을 입어도 사이즈가 넉넉해지고 딱 붙는 옷을 입어도 튀어나오는 부위가 없어서 보기에 부담스럽지 않게 된다.

**상체
다이어트
교정 체조
실시 방법**

1. 셀프 체크를 통해 비뚤어진 곳을 파악한 후 스타트 체조를 먼저 실시한 다음 원하는 부위의 체조를 한다.
2. 똑바른 자세가 시작 자세가 아니라, 45도 사선으로 관절을 회전시켜놓은 상태가 시작 자세다.
3. 동작을 따라 하되, 안 될 경우 가능한 선까지 실시한다.
4. 몸을 회전시킬 때 숨을 '후' 내쉰다.
5. 약간 힘이 든다고 느낄 정도로 부드럽게 몸을 회전시키면 적당하다.
6. 관절의 힘을 빼고 회전시켜야 근막이 제자리로 돌아간다.
7. 제시한 횟수는 효과를 볼 수 있는 최소한의 횟수이므로 그 이상 실시할 여력이 있다면 하루에 몇 번씩 실시해도 좋다.

경추 정렬 맞추기

★ 오른쪽 근막이 길어진 경우

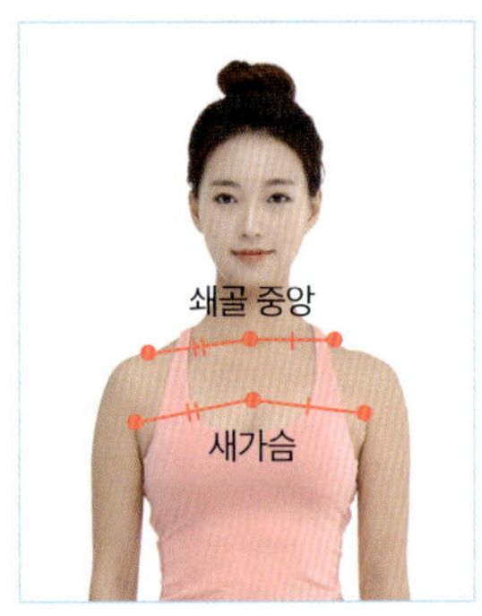

셀프 체크

쇄골 중앙과 좌우 쇄골이 끝나는 지점인 어깨 끝선의 길이, 새가슴 부위와 좌우 겨드랑이 사이의 길이를 비교한 다음 더 긴 쪽의 팔을 뻗어 반대 방향으로 잡아당긴다. 대부분의 사람들은 경추를 기준으로 했을 때 오른쪽 근막이 늘어나 있기 때문에 오른팔을 뻗는 동작으로 실시한다.

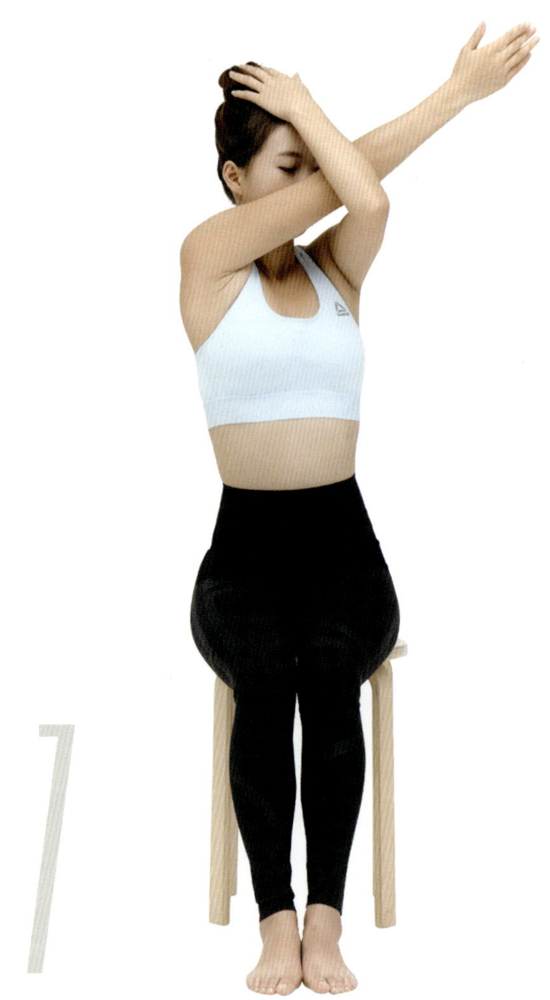

의자에 앉아 다리를 모으고 허리를 세운다. 오른팔은 코와 입 사이로 뻗고, 왼팔을 굽힌 다음 손바닥을 머리에 대고 오른팔을 단단히 고정한다. 상체를 왼쪽으로 살짝 돌린다.

경추(목뼈)가 휘면 어깨에 살이 붙어 둥글둥글해진다. 이 체조는 한쪽으로 늘어진 쇄골과 날개뼈 윗부분을 끌어 올려, 경추의 좌우 정렬을 원래대로 맞춘다. 근막이 제자리를 되찾으면서 어깨살도 다듬어진다.

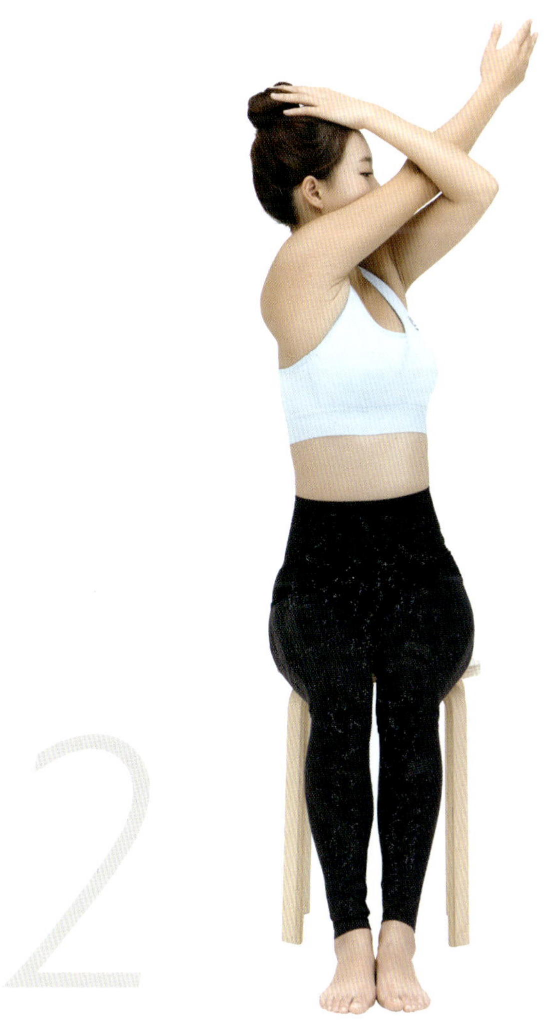

곧게 편 오른팔을 왼쪽으로 잡아당기며 상체를 왼쪽으로 최대한 돌린다. 1번 자세로 돌아와 동작을 30회 반복한다.

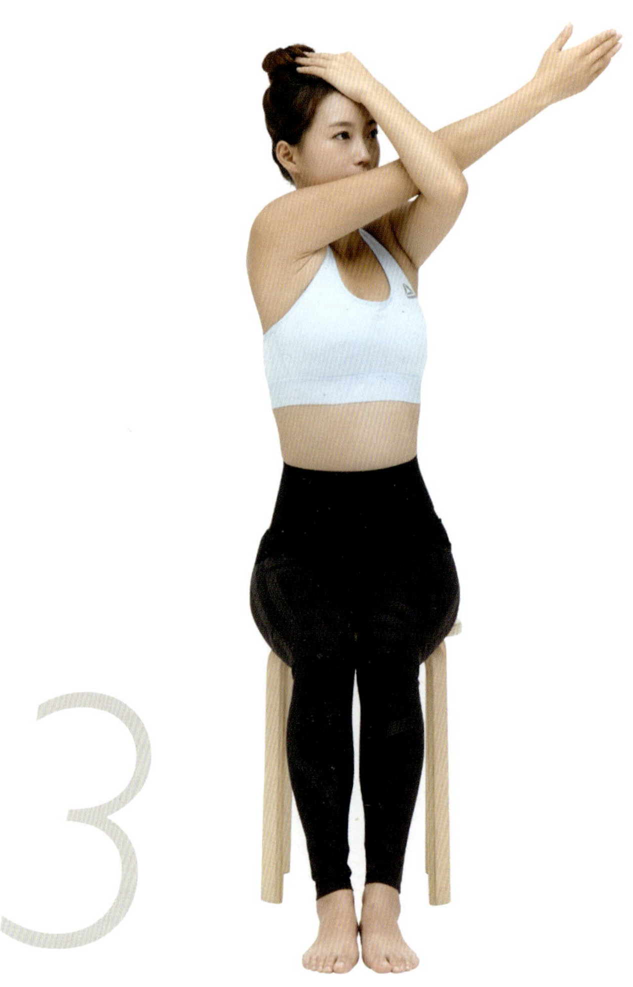

3

오른팔은 입과 턱 사이로 뻗고, 왼팔을 굽힌 다음 손바닥을 머리에 대고 오른팔
을 단단히 고정한다. 상체를 왼쪽으로 살짝 돌린다.

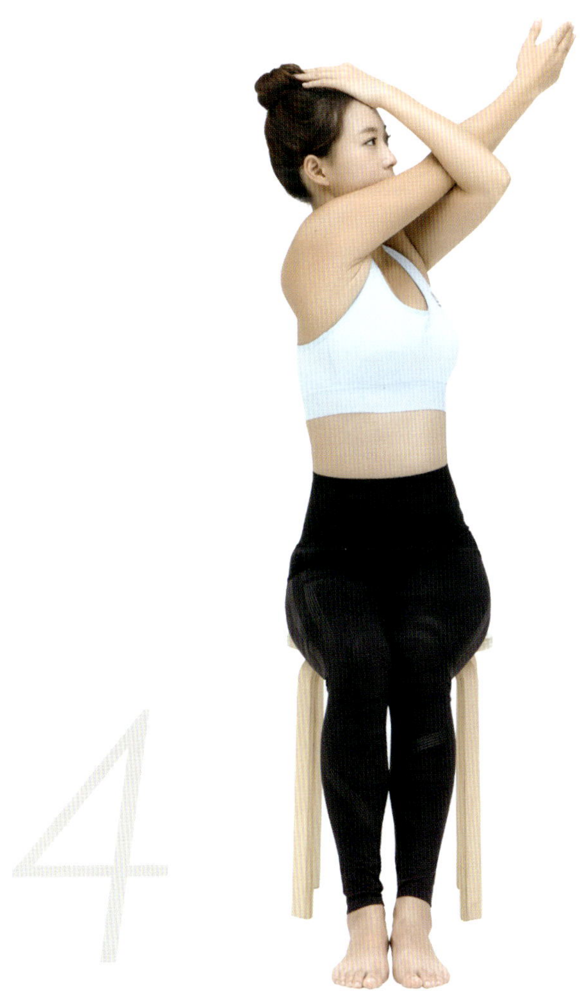

곧게 편 오른팔을 왼쪽으로 잡아당기며 상체를 왼쪽으로 최대한 돌린다. 3번
자세로 돌아와 동작을 30회 반복한다.

견갑골 정렬 맞추기

★ 오른쪽 근막이 길어진 경우

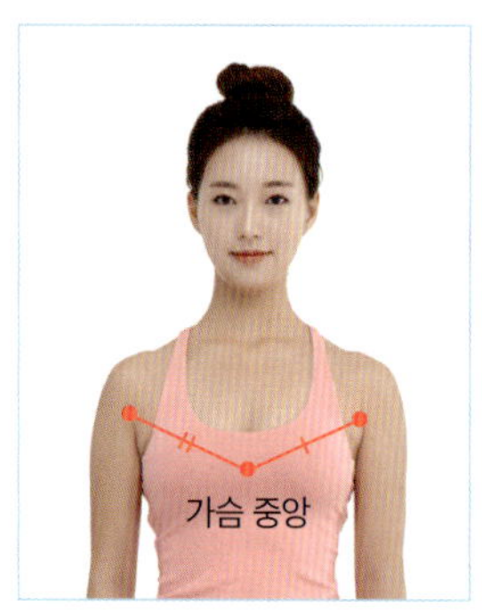

셀 프 체 크

가슴 중앙과 좌우 겨드랑이 사이의 길이를 비교한 다음 더 긴 쪽의 팔을 뻗어 반대 방향으로 잡아당긴다. 대부분의 사람들은 척추를 기준으로 했을 때 오른쪽 근막이 늘어나 있기 때문에 오른팔을 당기는 동작으로 실시한다.

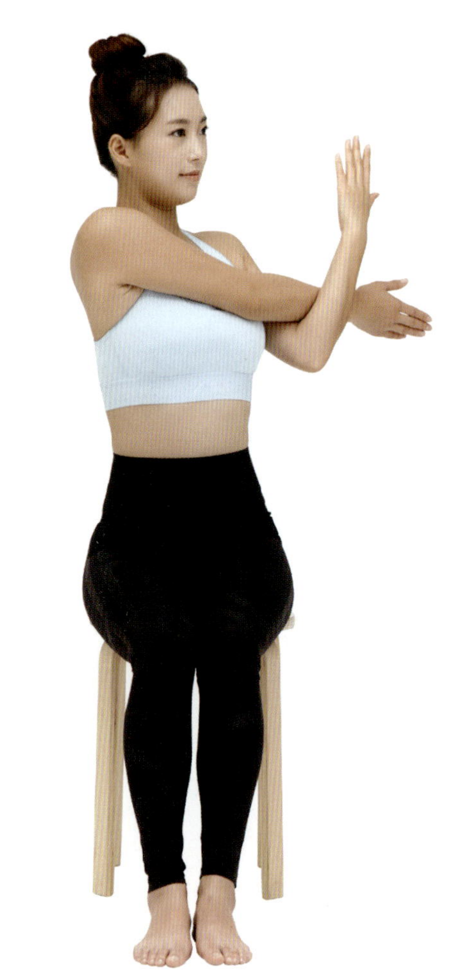

의자에 앉아 다리를 모으고 허리를 세운다. 오른팔은 가슴 앞으로 뻗고, 왼팔을 굽혀 오른팔을 단단히 고정한다. 상체를 왼쪽으로 살짝 돌린다.

효과　양쪽 날개뼈(견갑골) 사이에 있는 척추가 틀어지면 등살이 처지고 울퉁불퉁하게 튀어나온다. 척추와 날개뼈 전체를 견인·회전해 정렬을 맞추는 동작으로, 근막이 제자리를 찾으면서 매끄러운 등 라인이 만들어진다. 척추와 견갑골이 정렬되면 좌우 얼굴의 균형도 되찾을 수 있다.

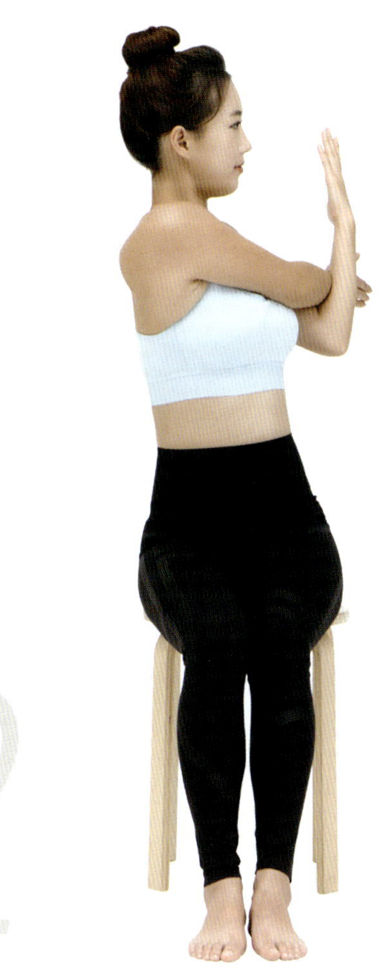

곧게 편 오른팔을 왼쪽으로 잡아당기며 상체를 왼쪽으로 최대한 돌린다. 1번 자세로 돌아와 동작을 30회 반복한다.

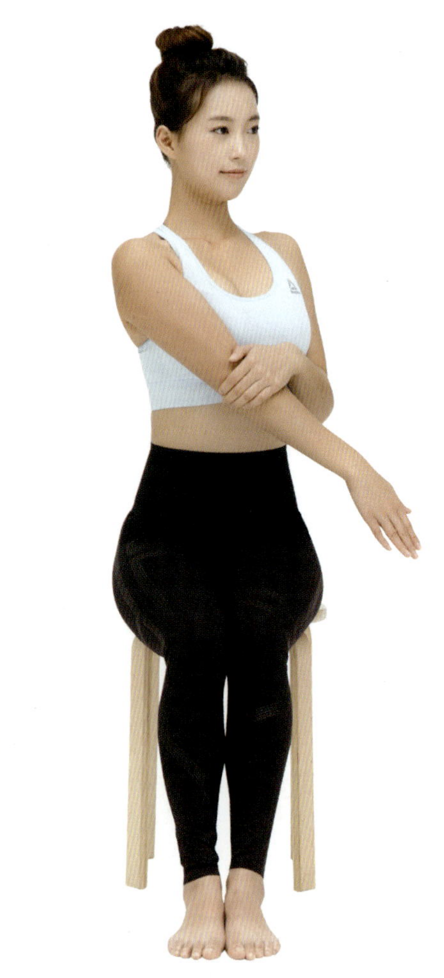

3

오른팔이 가슴을 지나도록 사선 아래로 뻗고, 왼손으로 오른쪽 팔꿈치를 잡아 고정한다. 왼손이 가슴 중앙에 오도록 팔꿈치를 당기고 상체를 왼쪽으로 살짝 돌린다.

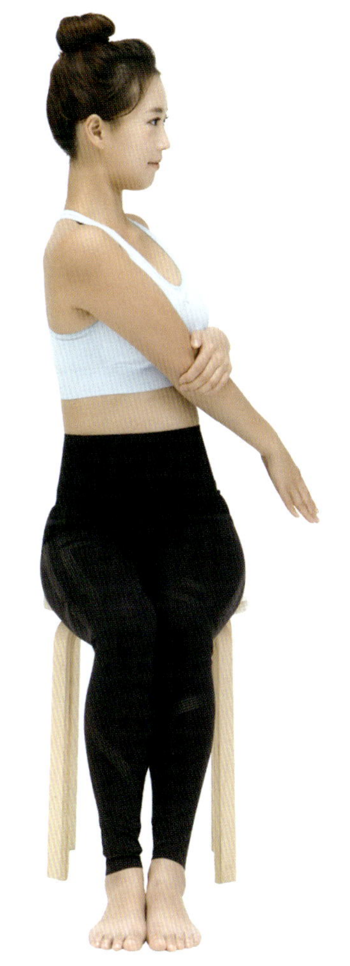

곧게 편 오른팔을 왼쪽으로 잡아당기며 상체를 왼쪽으로 최대한 돌린다. 3번
자세로 돌아와 동작을 30회 반복한다.

흉추 정렬 맞추기

★ 왼쪽 근막이 길어진 경우

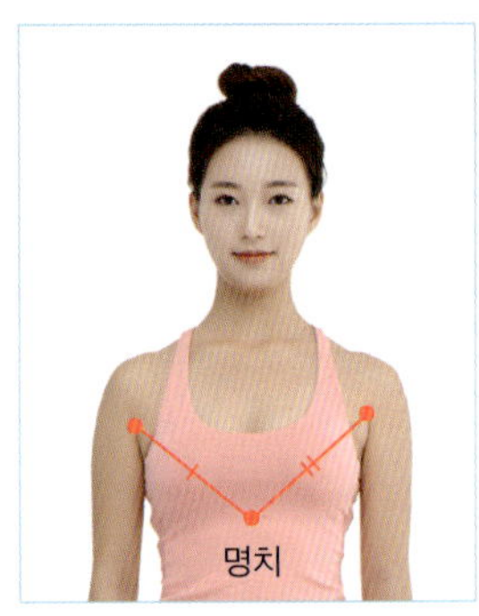

셀 프 체 크

명치와 좌우 겨드랑이 사이의 길이를 비교한 다음 더 긴 쪽의 팔을 뻗어 반대 방향으로 잡아당긴다. 대부분의 사람들은 흉추를 기준으로 했을 때 왼쪽 근막이 늘어나 있기 때문에 왼팔을 당기는 동작으로 실시한다.

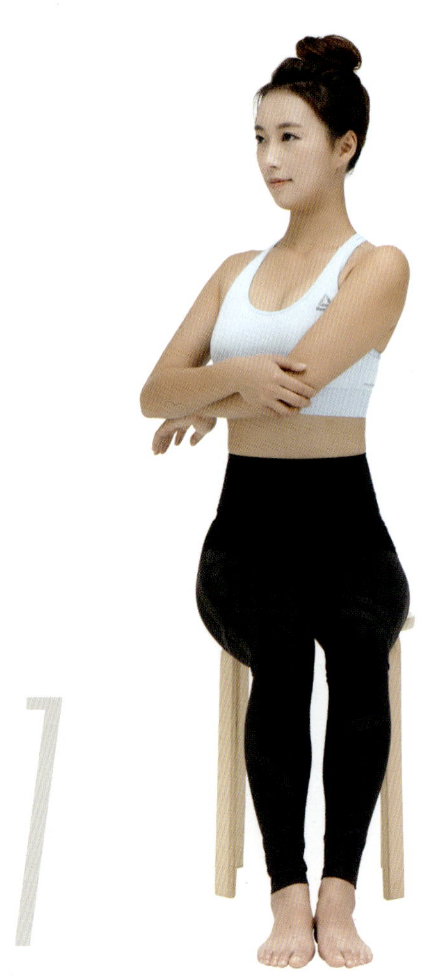

의자에 앉아 다리를 모으고 허리를 세운다. 왼팔을 브래지어 라인 높이로 접어 들고, 오른손으로 왼쪽 팔꿈치를 잡아 고정한다. 오른손이 몸 중앙에 오도록 팔꿈치를 당기고 상체를 오른쪽으로 살짝 돌린다.

명치에서 브래지어 끈이 지나가는 위치까지의 흉추 정렬을 바로잡는 동작으로, 근막을 견인·회전하여 밖으로 튀어나온 살을 다시 몸 안쪽으로 밀어넣는다. 등 아래쪽과 옆구리의 울퉁불퉁한 살이 반듯하게 정리된다.

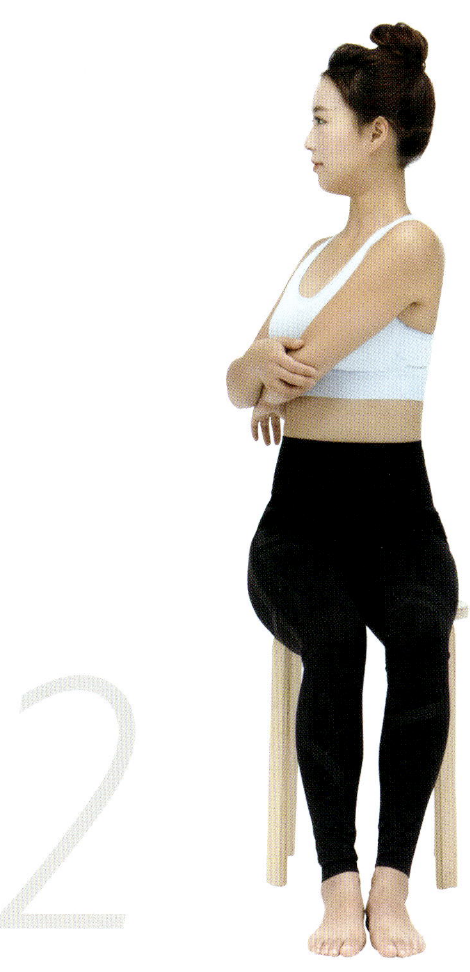

왼팔을 오른쪽으로 잡아당기며 상체를 오른쪽으로 최대한 돌린다. 1번 자세로 돌아와 동작을 30회 반복한다.

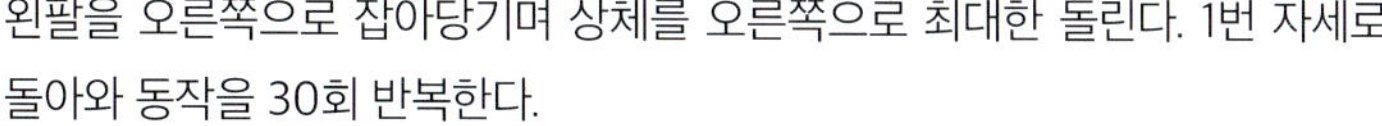

3

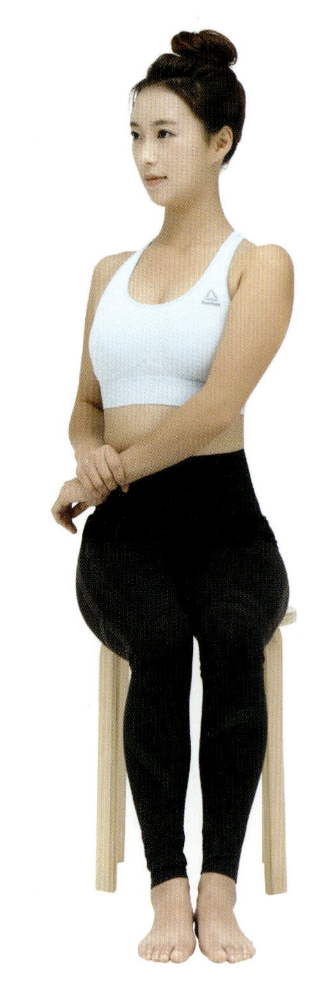

왼팔이 배꼽을 지나도록 사선 아래로 뻗고, 오른손으로 왼쪽 손목을 잡아 고정한다. 오른손이 오른쪽 허리에 오도록 손목을 당기고 상체를 오른쪽으로 살짝 돌린다.

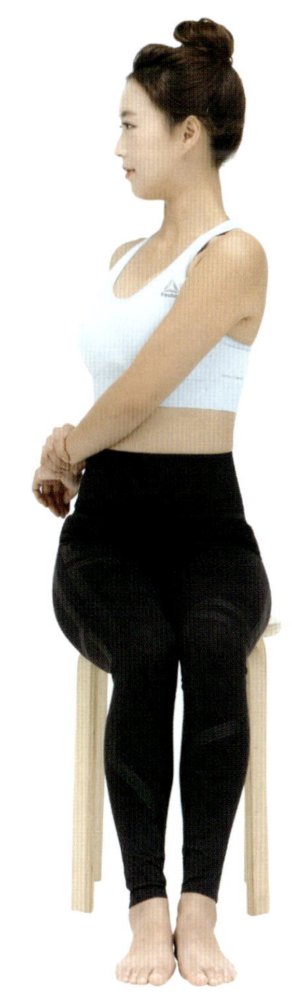

왼팔을 오른쪽으로 잡아당기며 상체를 오른쪽으로 최대한 돌린다. 3번 자세로
돌아와 동작을 30회 반복한다.

요추 정렬 맞추기

★ 오른쪽 근막이 길어진 경우

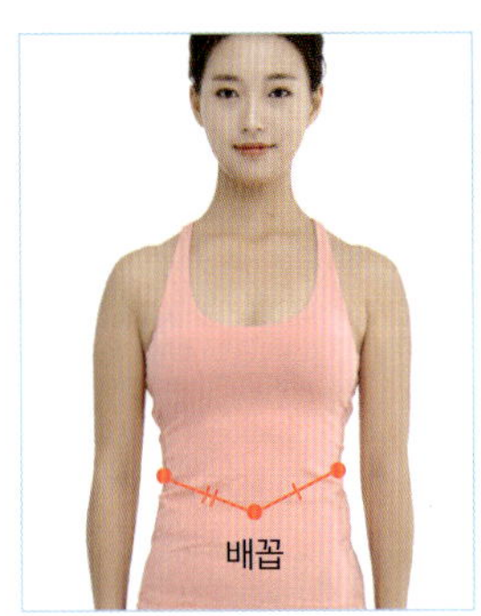

셀프 체크

배꼽과 좌우 허리에서 가장 쏙 들어간 위치 사이의 길이를 비교한 다음 더 긴 쪽의 팔을 뻗어 반대 방향으로 잡아당긴다. 대부분의 사람들은 요추를 기준으로 했을 때 오른쪽 근막이 늘어나 있기 때문에 오른팔을 당기는 동작으로 실시한다.

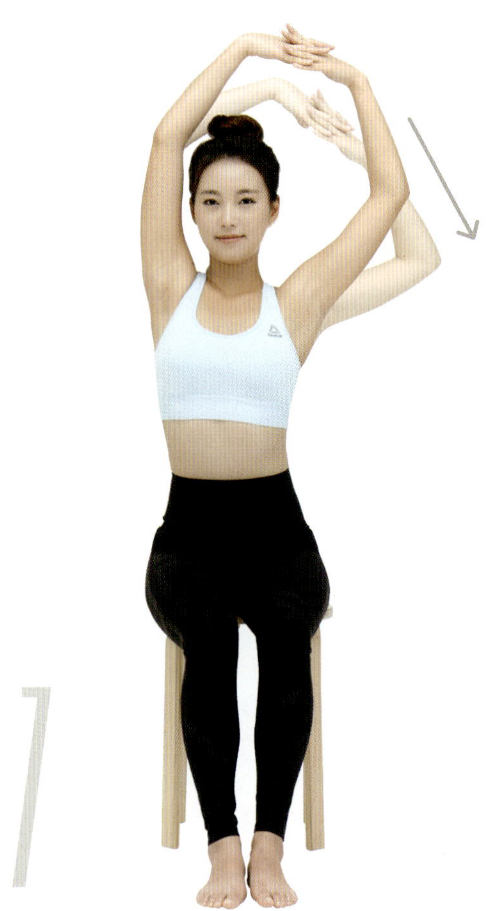

의자에 앉아 다리를 모으고 허리를 세운다. 양손을 머리 위로 올려 깍지를 낀 뒤 왼손으로 오른팔을 당겨 오른팔이 귀 옆에 위치하도록 만든다. 왼팔을 아래로 잡아당긴 다음 힘을 빼며 왼팔을 다시 들어 올린다. 30회 반복한다.

1~5번 요추를 교정하는 동작. 요추가 틀어지면 근막 사이로 살들이 삐져나와 허리에 군살이 붙고, 통증이 나타난다. 휘어진 요추와 근막을 제자리에 돌아오도록 교정해 허리의 살을 제거하고 잘록하게 만든다. 또한 허리가 반듯하게 펴져 통증도 사라진다.

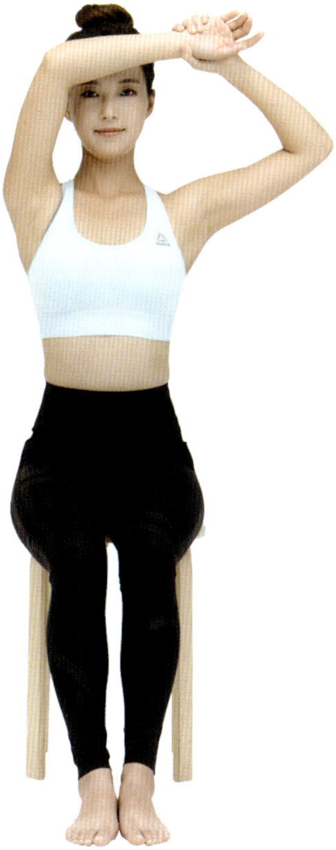

오른팔을 이마 높이로 접어 들고, 왼손으로 오른쪽 손목을 잡는다.

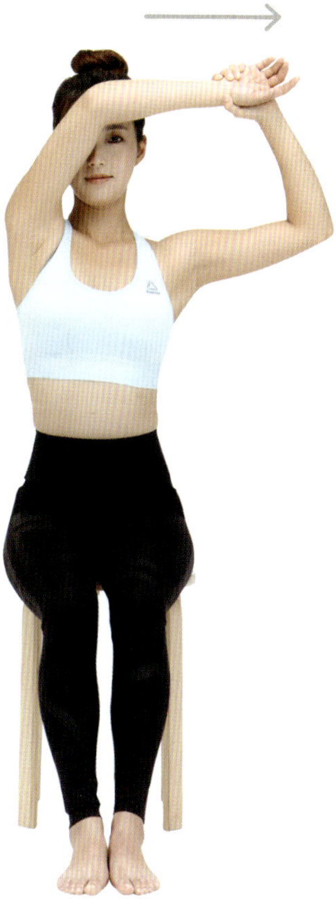

왼팔에 힘을 준 채 오른팔을 최대한 왼쪽으로 당긴다. 이때 오른쪽 팔꿈치는 이마 중앙까지 온다. 2번 자세로 돌아와 동작을 30회 반복한다.

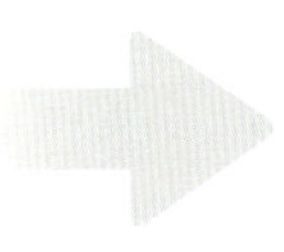

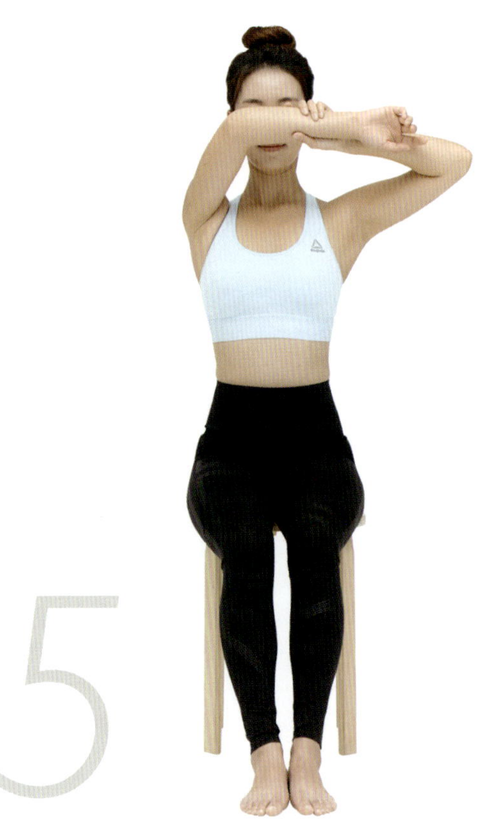

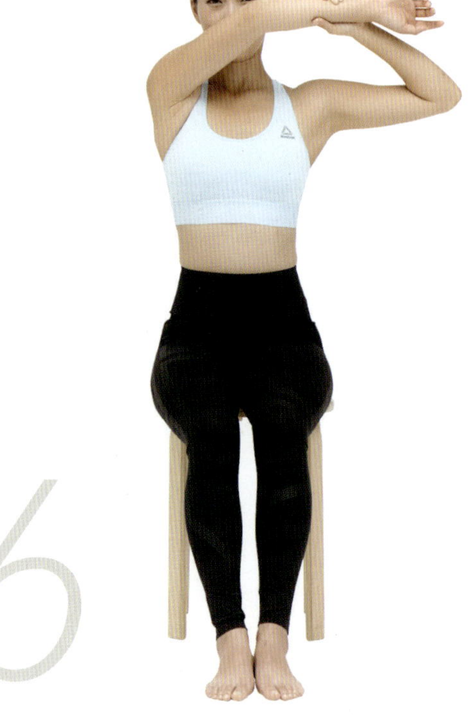

오른팔을 코 높이로 접어 들고, 왼손으로
오른팔 한가운데를 잡는다.

왼팔에 힘을 준 채 오른팔을 최대한 왼쪽
으로 당긴다. 이때 오른쪽 팔꿈치는 코 왼
쪽까지 온다. 5번 자세로 돌아와 동작을
30회 반복한다.

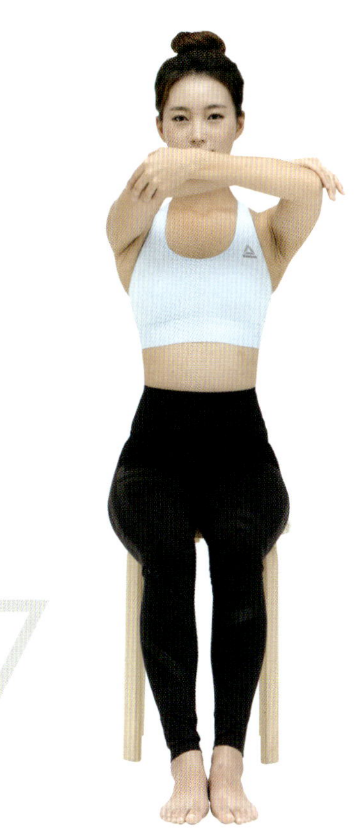

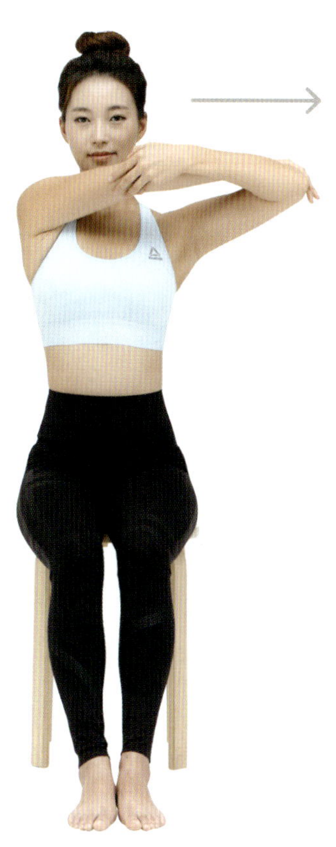

오른팔을 턱 높이로 접어 들고, 왼손으로
오른쪽 팔꿈치를 잡는다.

왼팔에 힘을 준 채 오른팔을 최대한 왼쪽
으로 당긴다. 이때 오른쪽 팔꿈치는 턱 왼
쪽까지 온다. 7번 자세로 돌아와 동작을
30회 반복한다.

오동통한 얼굴살 빼기

POINT
턱관절에 힘을 주거나 입을 힘
껏 벌리면 두개골이 교정되지
않는다.

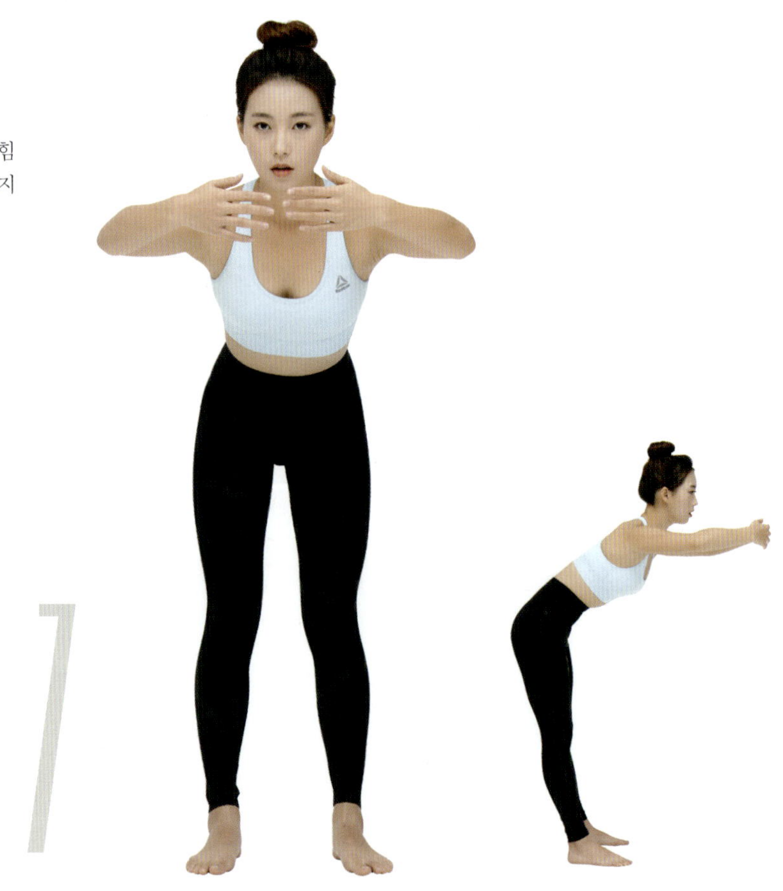

다리를 어깨너비로 벌리고 서서 큰 공을 안듯이 등과 팔을 둥글게 만든다. 이때
손바닥이 얼굴을 향하도록 양손은 가슴 높이에 둔 다음 손가락이 서로 맞닿기
직전까지 팔을 굽힌다. 엉덩이를 살짝 뒤로 빼고, 괄약근과 허리에 힘을 준다.
턱관절의 힘은 빼고 입을 살짝 벌린다.

 일상생활에서 고개를 위아래, 좌우로 움직이면서 두개골의 관절이 회전되면
두개골이 벌어지거나 한쪽으로 쏠려서 얼굴이 비대칭으로 변하고 군살이 붙
는다. 두개골 교정을 통해 얼굴 사이즈를 작게 만들고 얼굴살을 리프팅해보자.
군살을 빼는 효과도 있다.

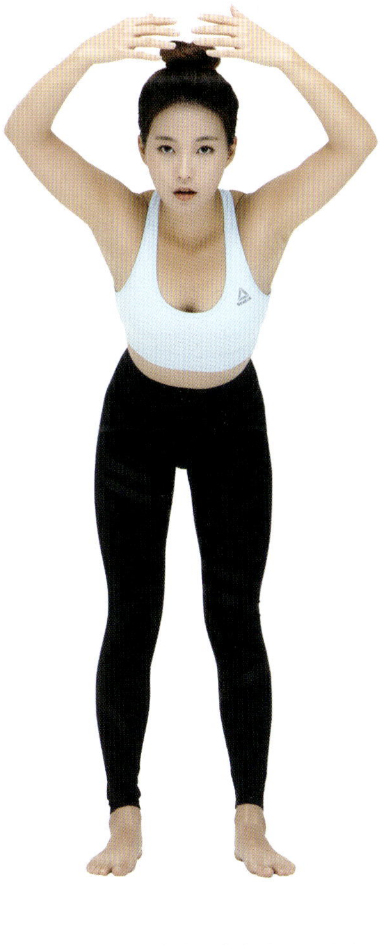

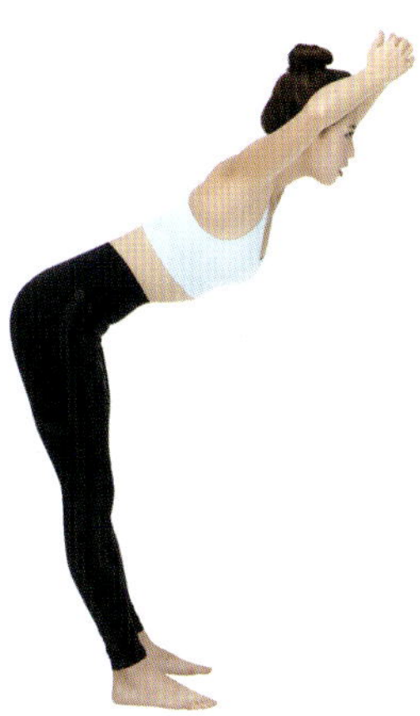

양팔을 그대로 머리 위로 들어 올린다. 1번 자세로 돌아와 동작을 반복한다.

솟아오른 어깨살 빼기

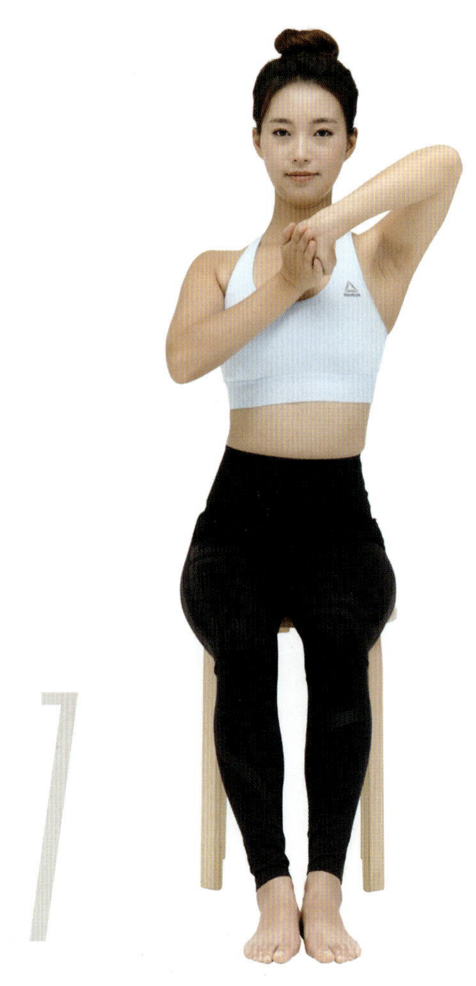

의자에 앉아 다리를 모으고 허리를 세운다. 왼쪽 손끝이 가슴을 향하도록 손목을 꺾은 채 왼팔을 높이 굽혀 든다. 오른쪽 손끝이 왼쪽 손목에 맞닿도록 손바닥을 붙인다.

좌우 쇄골의 굵기나 높이가 다르면 평소 자주 쓰는 팔과 연결된 어깨에 두툼하게 군살이 붙는다. 쇄골의 비대칭을 교정해 어깨 라인을 다듬고 솟아오른 어깨살을 빼주는 동작. 어깨와 연결된 목의 정렬도 바로잡혀, 얼굴이 갸름해지고 광대뼈의 크기도 축소된다.

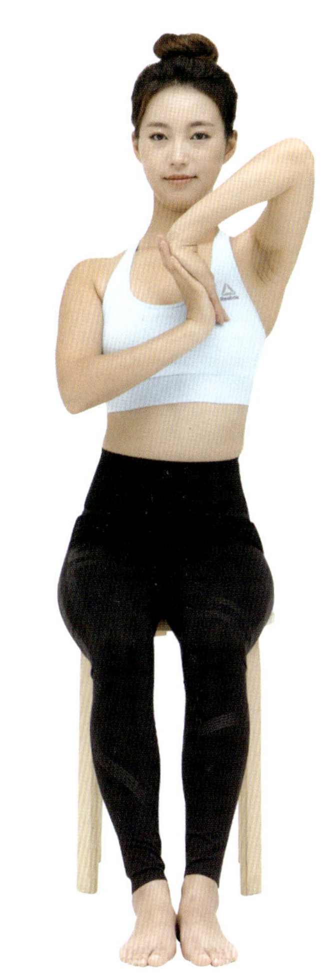

양팔에 힘을 준 채 왼쪽 손끝이 왼쪽 겨드랑이를 향하도록 오른손을 아래로 끌어 내리듯 회전시킨다. 1번 자세로 돌아와 동작을 30회 반복한다.

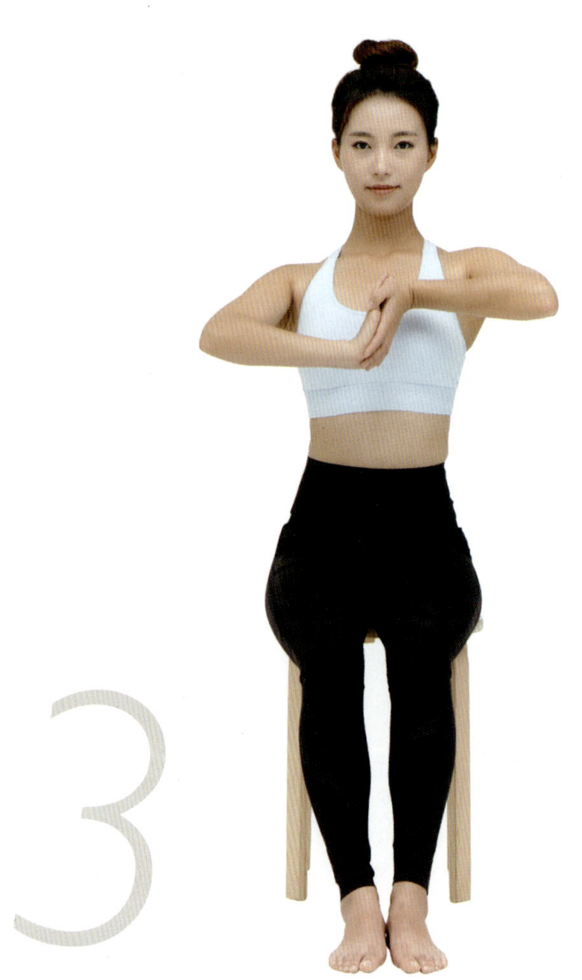

3

왼쪽 손끝이 바닥을 향하도록 손목을 꺾은 채 왼팔을 굽혀 든다. 오른쪽 손끝이
왼쪽 손목에 맞닿도록 손바닥을 붙인다.

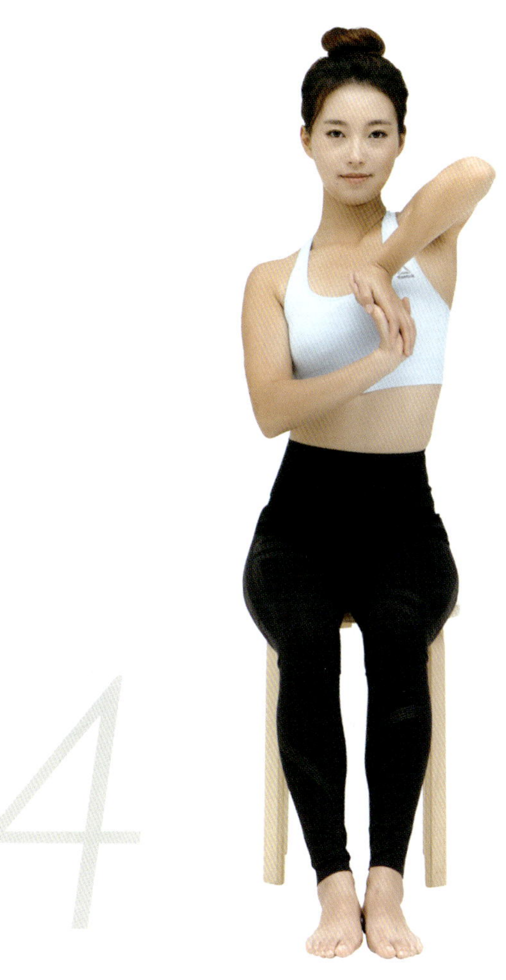

양팔에 힘을 준 채 왼쪽 손끝이 왼쪽 겨드랑이를 향하도록 오른손을 몸 안 쪽으로 회전시킨다. 3번 자세로 돌아와 동작을 30회 반복한다. 같은 방법으로 반대쪽도 실시한다.

늘어진 겨드랑이살 빼기

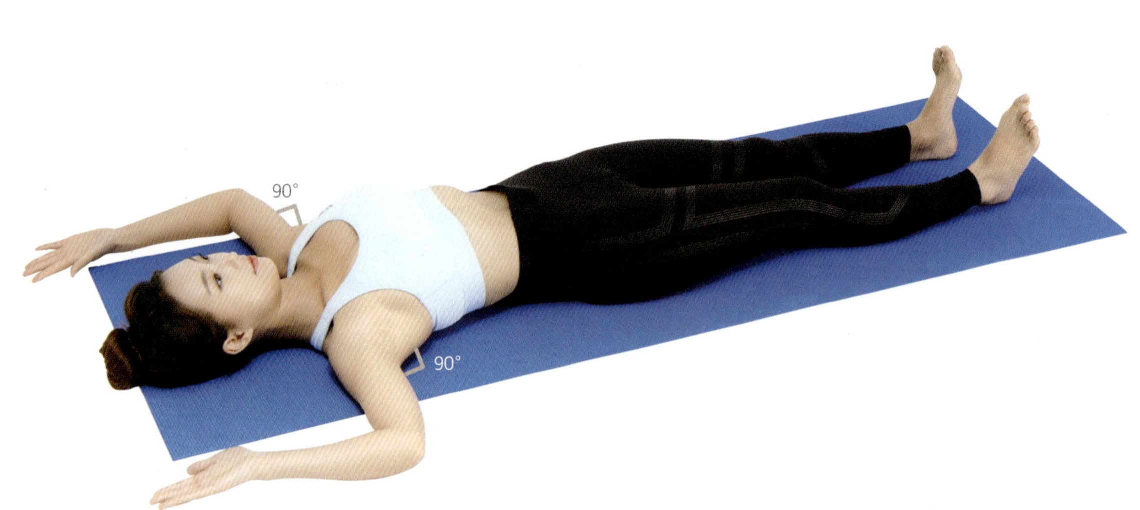

등을 대고 누워 다리를 골반너비로 벌린다. 양팔은 어깨 높이에서 팔꿈치를 90
도가 되도록 접는다.

 책상에 오래 앉아 있으면 날개뼈가 몸 바깥쪽으로 벌어지고 팔이 몸 안쪽으로 회전된다. 그러면 겨드랑이의 살이 늘어진다. 어깨와 팔을 평소의 움직임과 반대로 회전시키는 동작으로, 어깨와 팔의 관절과 근막을 제자리로 돌려보내도록 도와 겨드랑이의 힘없이 늘어진 살을 정리한다.

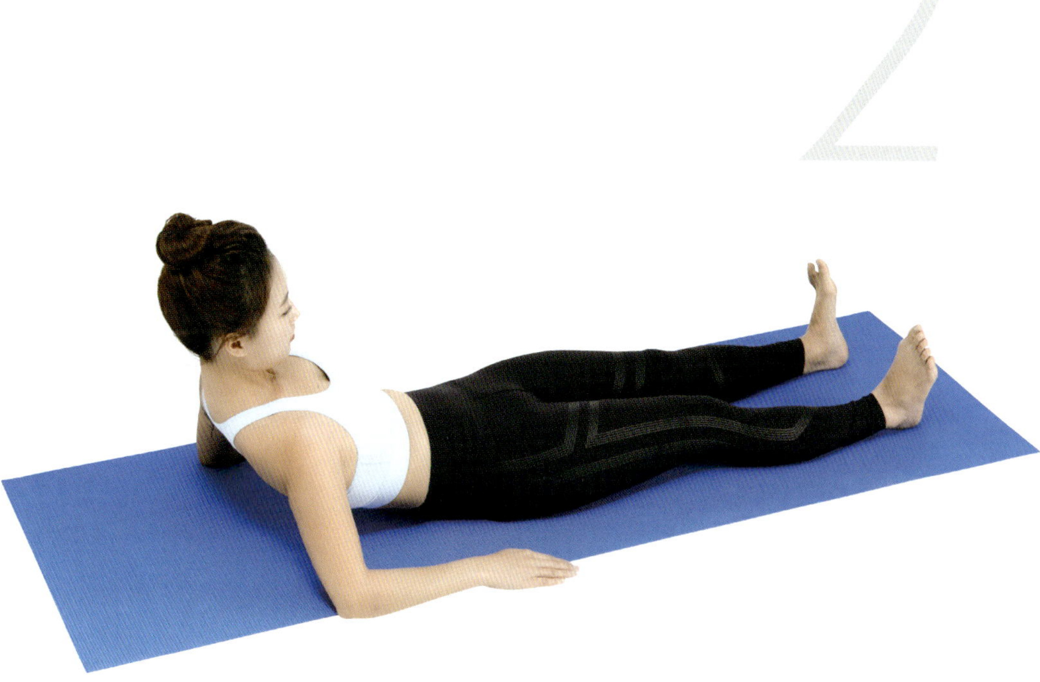

팔꿈치를 회전시키며 등까지만 바닥에서 떨어지도록 상체를 들어 올린다. 이때 손바닥부터 팔꿈치까지는 바닥에 고정하고, 어깨가 바닥에서 완전히 떨어지도록 동작을 실시한다. 1번 자세로 돌아와 동작을 반복한다.

팔꿈치 아랫살 빼기

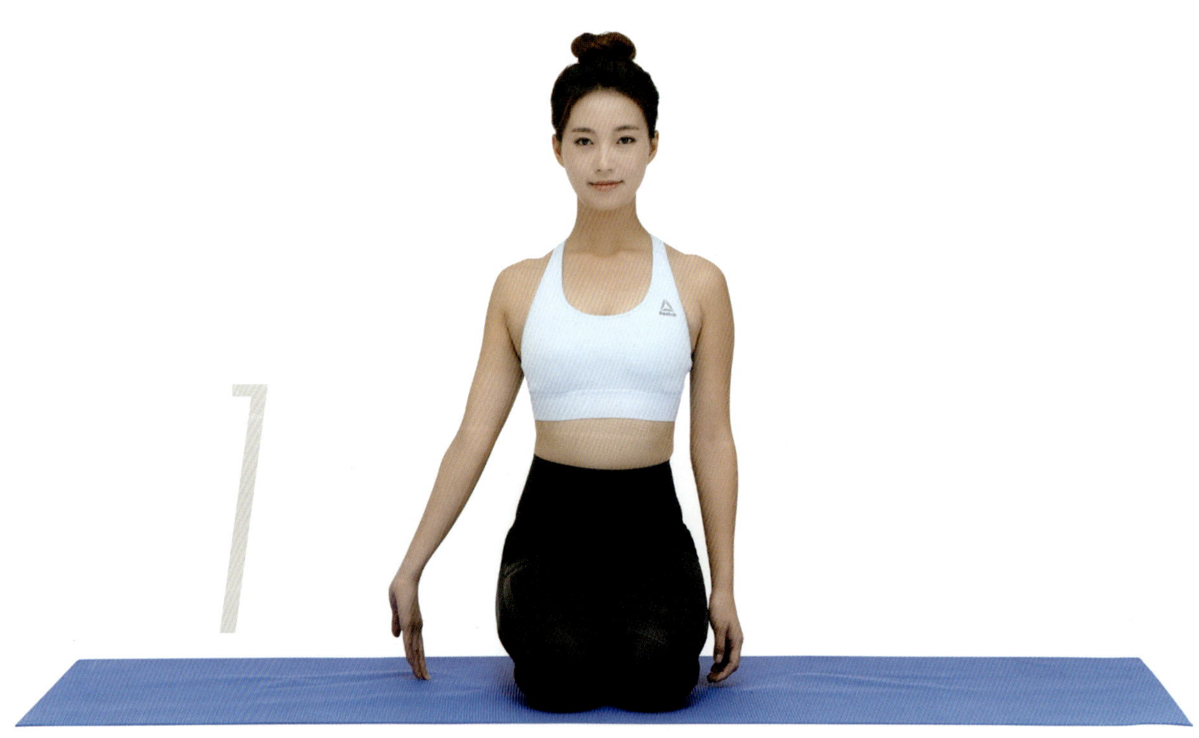

무릎을 꿇고 앉아 허리를 세운다. 오른팔을 옆으로 뻗어 손등이 몸을 향하고 엄지가 뒤를 가리키도록 팔을 회전시킨다. 이때 중지로 바닥에 짚어 고정한다.

 대부분 팔을 몸 안쪽으로 돌린 채 일상생활을 한다. 그러면 팔의 근막은 원래 위치에서 돌출되어 팔꿈치부터 손목까지의 살이 울퉁불퉁해진다. 팔의 근막을 다시 제자리로 말아 넣기 위해 실시하는 일상생활과 반대되는 동작으로, 팔꿈치 아랫살을 빼주어 팔을 날씬해 보이게 만든다.

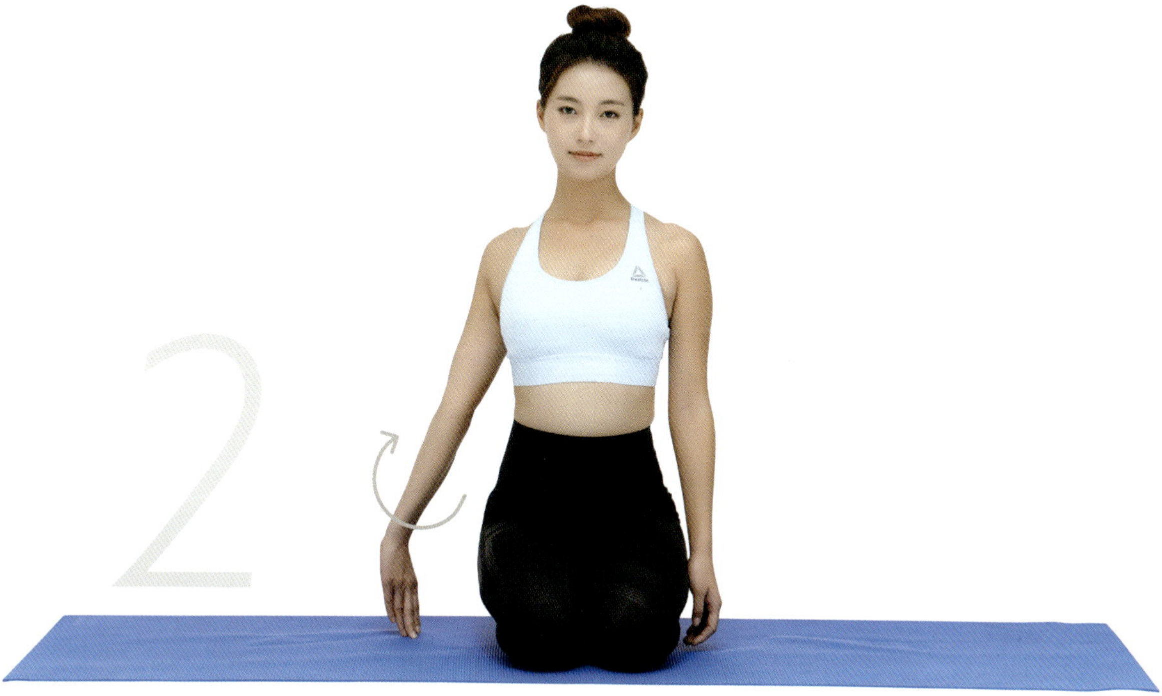

팔에 힘을 준 채 엄지가 최대한 몸 뒤쪽을 향하도록 팔을 바깥쪽으로 회전시킨다. 1번 자세로 돌아와 동작을 반복한 후 반대쪽도 같은 방법으로 실시한다.

가느다란 손목 만들기

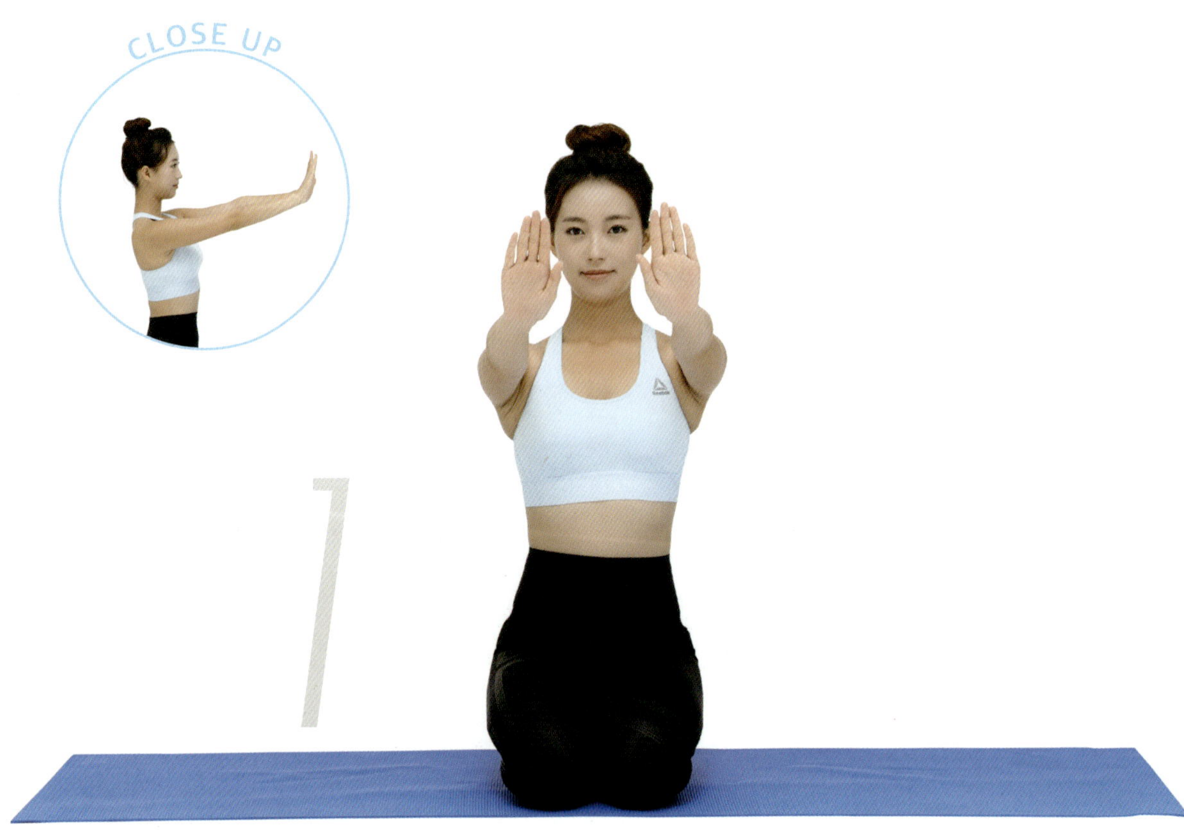

무릎을 꿇고 앉아 허리를 세운다. 양손을 가슴 높이로 들어 올리고, 손끝을 몸
안쪽으로 당긴다.

 손목 관절을 360도 가까이 회전시켜 가늘고 매끈한 손목을 만드는 동작. 손목
을 꺾으면서 위아래로 돌리면 팔뼈가 제 위치로 돌아가면서 바깥으로 빠져나
와 군살이 붙었던 손목의 근막도 안으로 돌아온다.

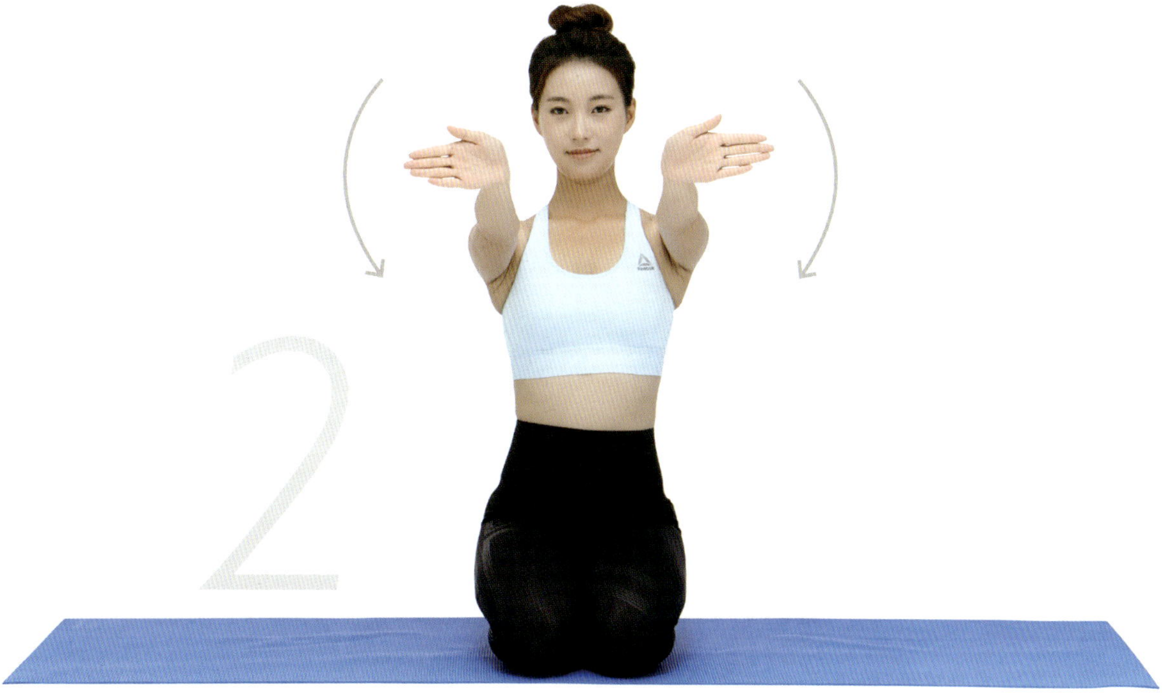

양팔에 힘을 주고 팔 근육을 비틀어 짜는 느낌으로 손끝을 최대한 몸 바깥쪽으
로 회전시킨다.

3

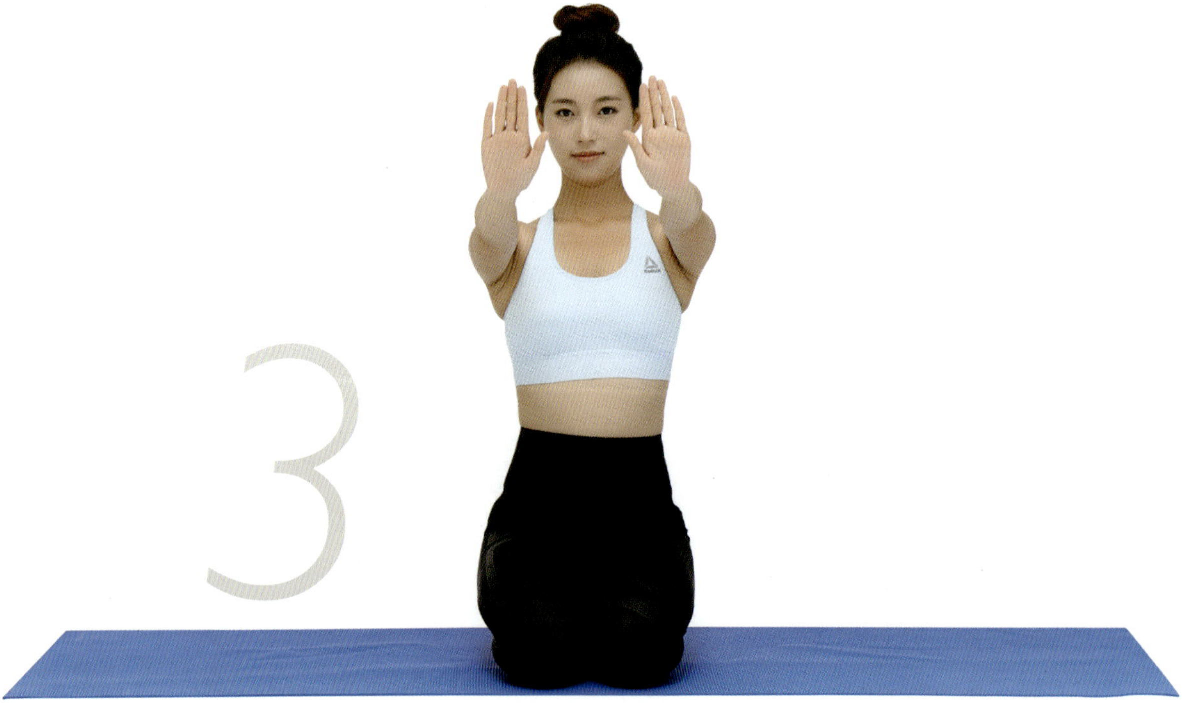

천천히 1번 자세로 돌아온다.

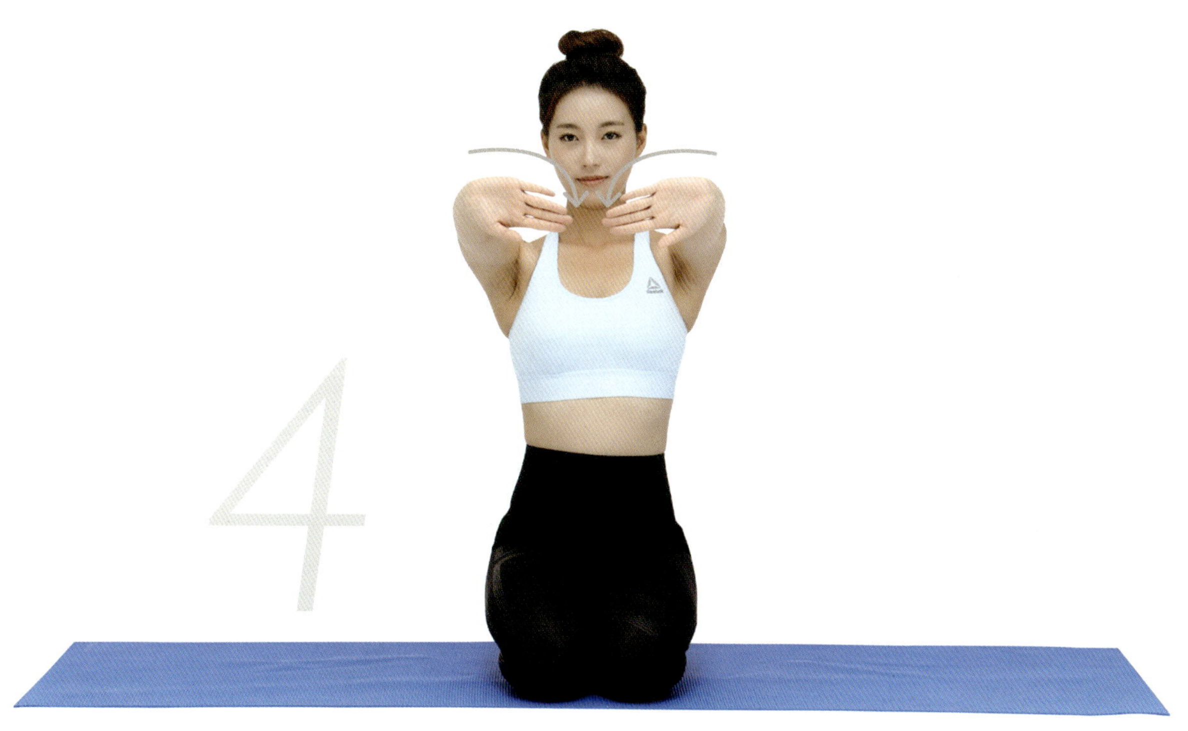

양팔에 힘을 주고 팔 근육을 비틀어 짜는 느낌으로 손끝을 최대한 몸 안쪽으로
회전시킨다. 1번 자세로 돌아와 동작을 반복한다.

가슴 좌우 대칭 맞추기

POINT

대부분 오른쪽 어깨와 가슴이 왼쪽보다 내려간 비대칭이다. 따라서 양팔을 오른쪽으로만 회전시키고, 왼쪽으로 회전시키는 동작은 절대 하지 않는다.

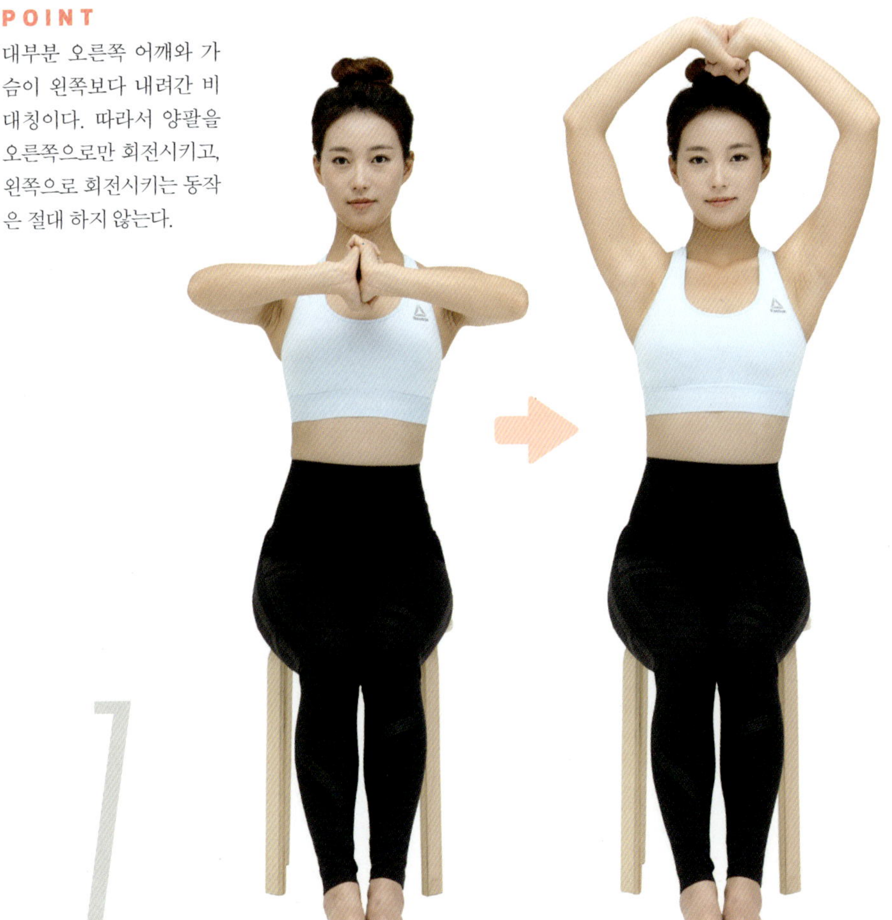

의자에 앉아 다리를 모으고 허리를 세운다. 양손은 쇄골 높이에서 깍지 끼고, 손가락이 가슴을 향하도록 손목을 돌린다. 깍지가 풀리지 않도록 양손에 힘을 주고, 어깨에 힘을 뺀 다음 손바닥이 천장을 향하도록 양팔을 머리 위로 들어 올린다.

 오른손잡이인 사람들은 오른쪽 어깨와 등이 몸 안쪽으로 말리면서 날개뼈가
돌출되어, 오른쪽 가슴이 왼쪽 가슴보다 아래로 내려간다. 날개뼈 위쪽과 아래
쪽을 견인·회전해 제자리로 복귀시키는 동작으로 가슴의 좌우 대칭을 맞추고,
탄력을 주어 가슴의 볼륨을 업시킨다.

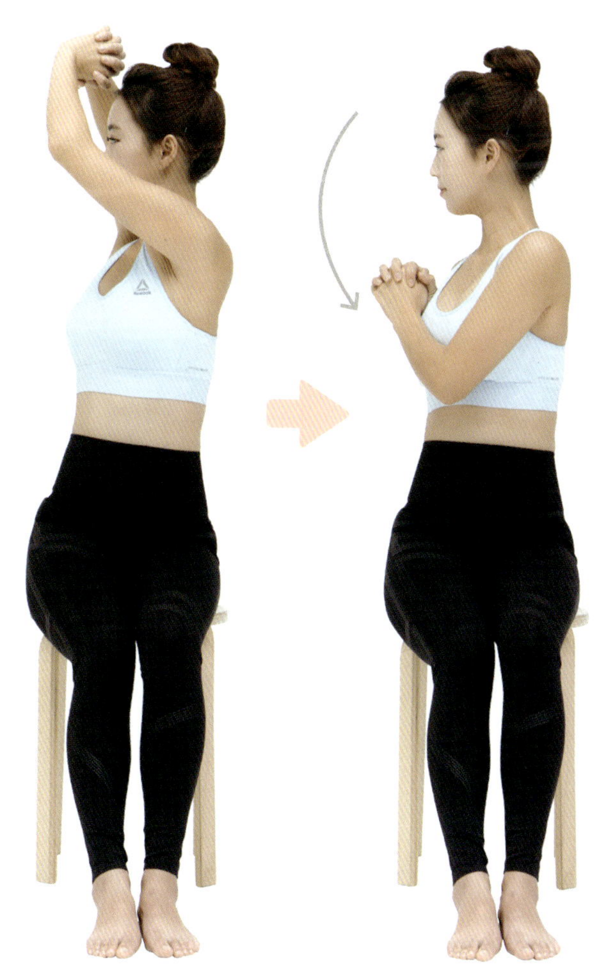

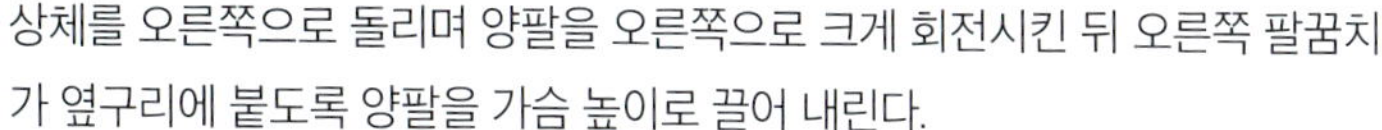

상체를 오른쪽으로 돌리며 양팔을 오른쪽으로 크게 회전시킨 뒤 오른쪽 팔꿈치
가 옆구리에 붙도록 양팔을 가슴 높이로 끌어 내린다.

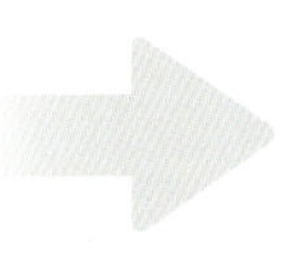

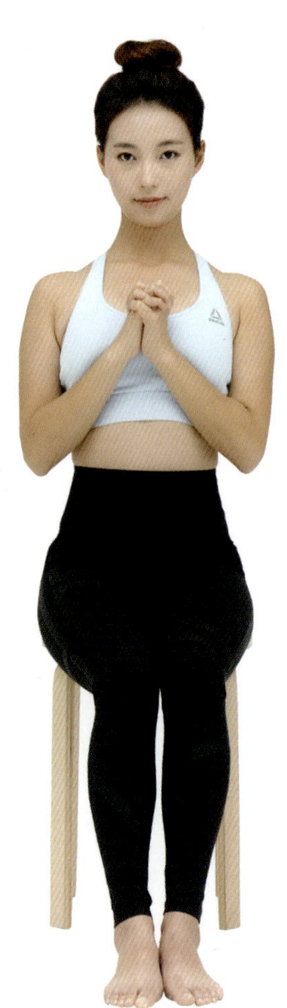

3

양쪽 팔꿈치를 옆구리에 붙이며 깍지 낀 손이 가슴 중앙에 오도록 상체를 왼쪽
으로 돌려 정면을 바라본다. 1번 자세로 돌아와 동작을 30회 반복한다.

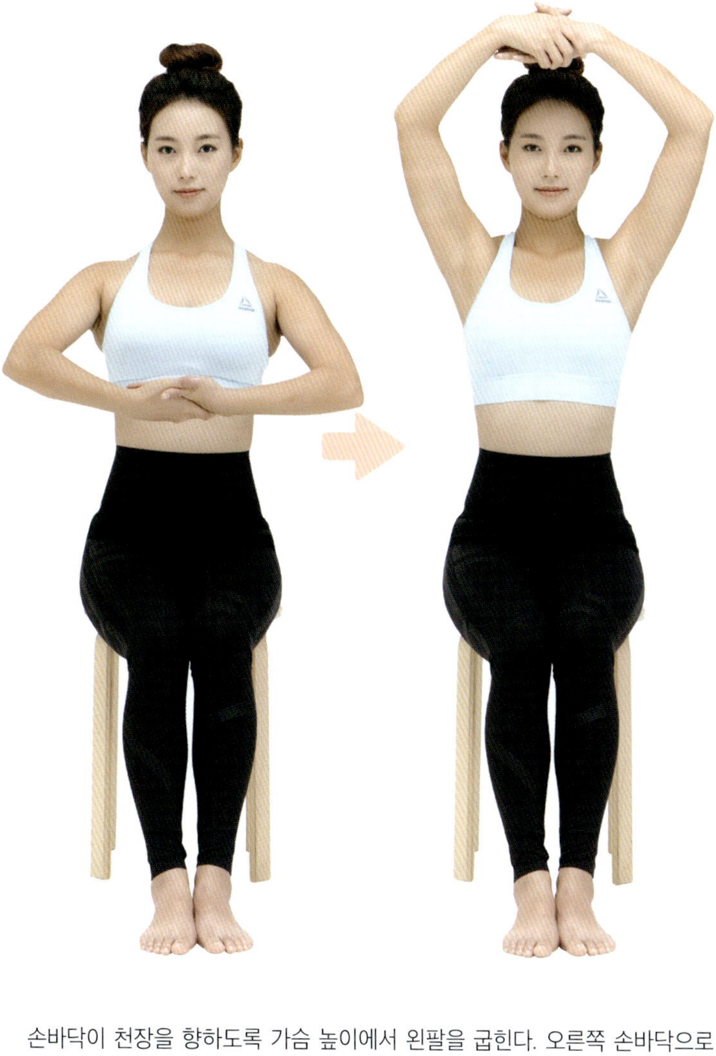

손바닥이 천장을 향하도록 가슴 높이에서 왼팔을 굽힌다. 오른쪽 손바닥으로
왼손 아래를 받친 다음 양쪽 엄지를 걸어 양손을 단단히 고정한다. 손바닥이 머
리를 향하도록 양팔을 머리 위로 들어 올린다.

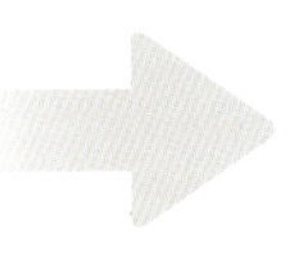

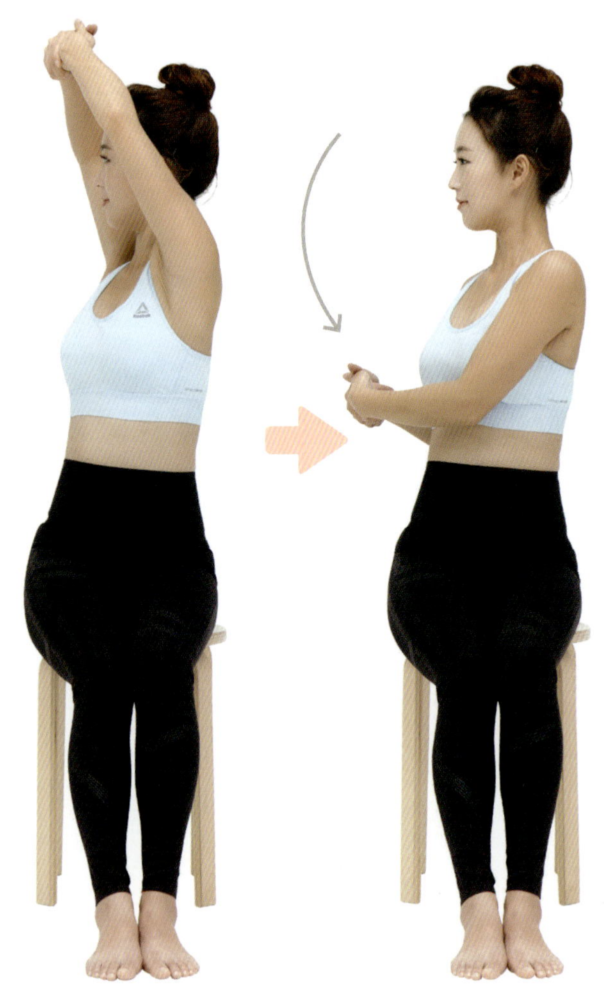

상체를 오른쪽으로 돌리며, 팔꿈치를 옆구리에 붙인 채 양팔을 오른쪽으로 크게 회전시킨 뒤 오른쪽 팔꿈치가 옆구리에 붙도록 양팔을 명치 높이로 끌어 내린다.

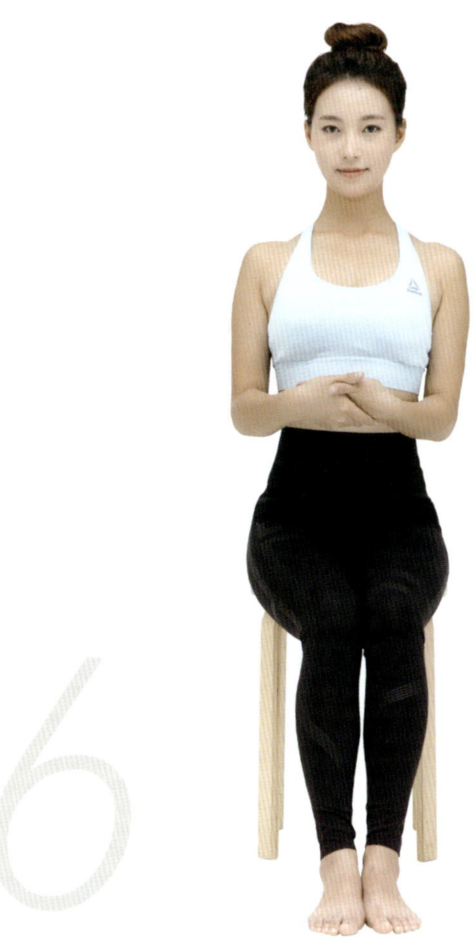

양쪽 팔꿈치를 옆구리에 붙이며 깍지 낀 손이 명치에 오도록 상체를 왼쪽으로
돌려 정면을 바라본다. 4번 자세로 돌아와 동작을 30회 반복한다.

울룩불룩한 등살 빼기

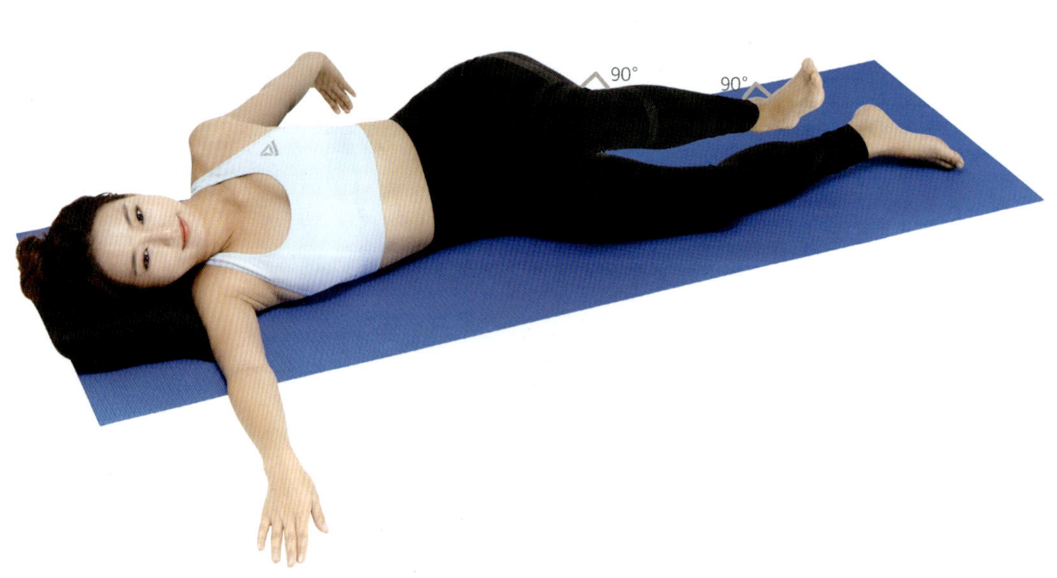

베개를 베고 오른쪽 몸이 바닥에 닿게 옆으로 눕는다. 오른팔을 앞으로 뻗어 바닥에 대고, 왼팔은 뒤로 넘겨 손끝이 배꼽과 수평을 이루도록 바닥을 짚는다. 왼쪽 다리를 들고, 무릎과 발목이 90도가 되게 한다.

효과   날개뼈 윗부분부터 날개뼈 아래쪽, 갈비뼈 끝부분, 요추 뒤쪽의 근막까지 등을
부위별로 조이는 동작. 울퉁불퉁하게 튀어나온 근막을 교정해 등 뒤쪽에 두툼
히 붙은 군살을 빼고, 등 전체를 탄탄하게 만든다.

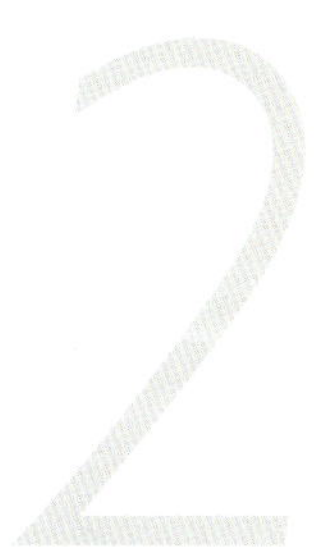

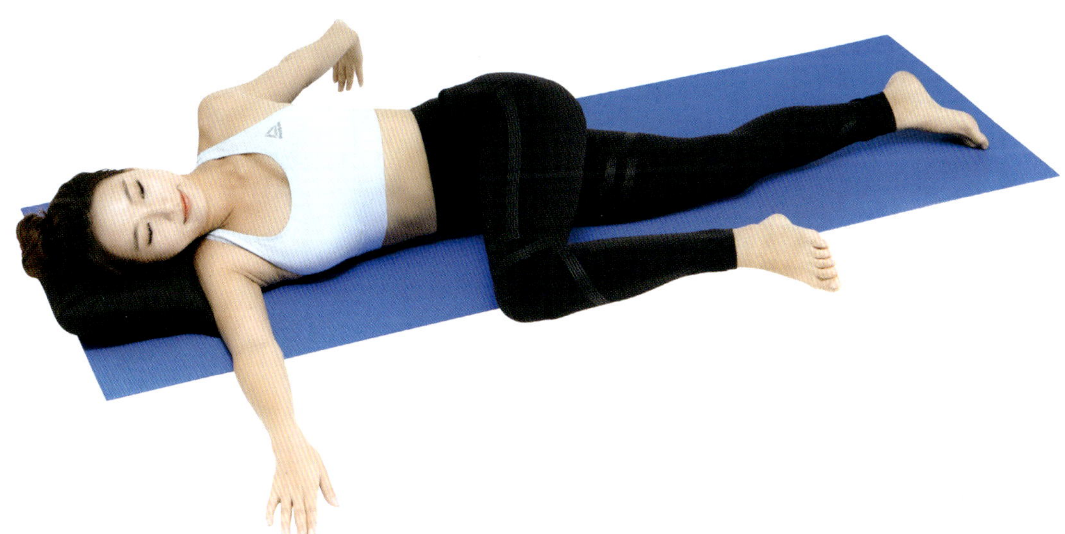

무릎과 발목이 바닥에 닿지 않을 정도로 왼쪽 다리를 아래로 당기듯 내린다. 이
때 오른쪽 몸은 바닥에 고정시킨 채 왼쪽 골반을 회전시키는 느낌으로 실시한
다. 1번 자세로 돌아와 동작을 20회 반복한다.

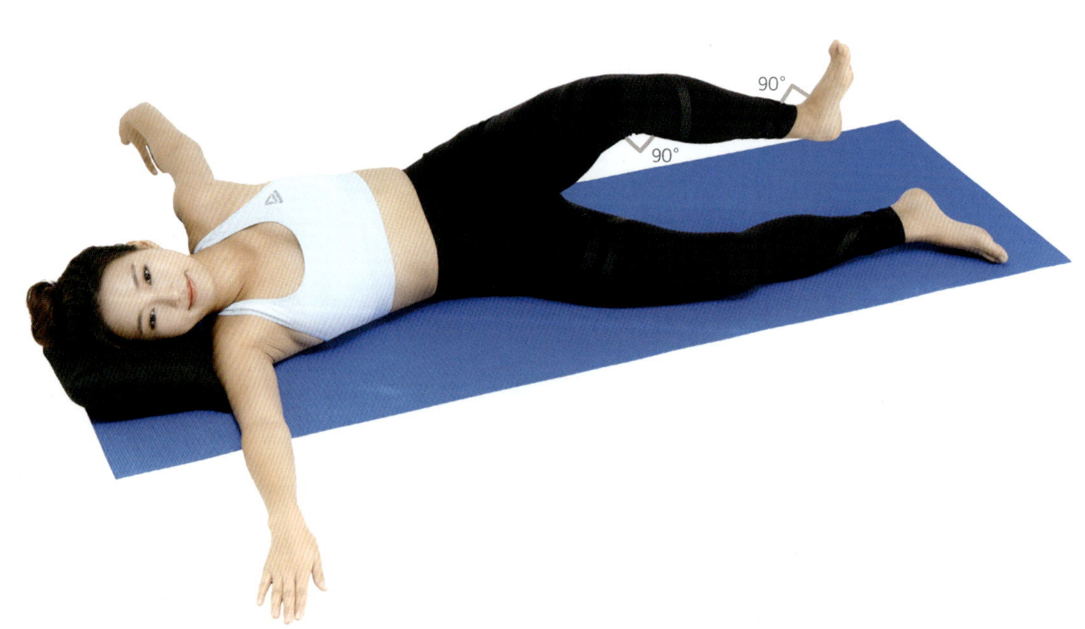

오른팔을 앞으로 뻗어 바닥에 대고, 왼팔은 뒤로 넘겨 손끝이 어깨와 수평을 이
루도록 바닥을 짚는다. 왼쪽 다리를 들고, 무릎과 발목이 90도가 되게 한다.

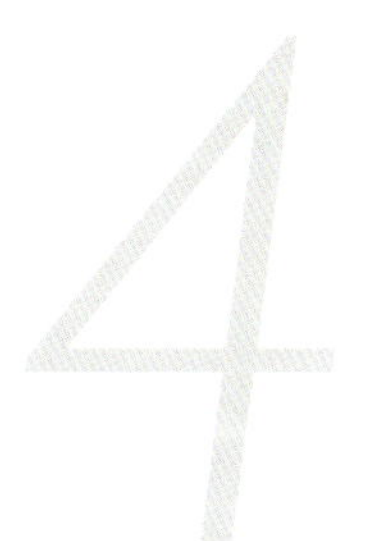

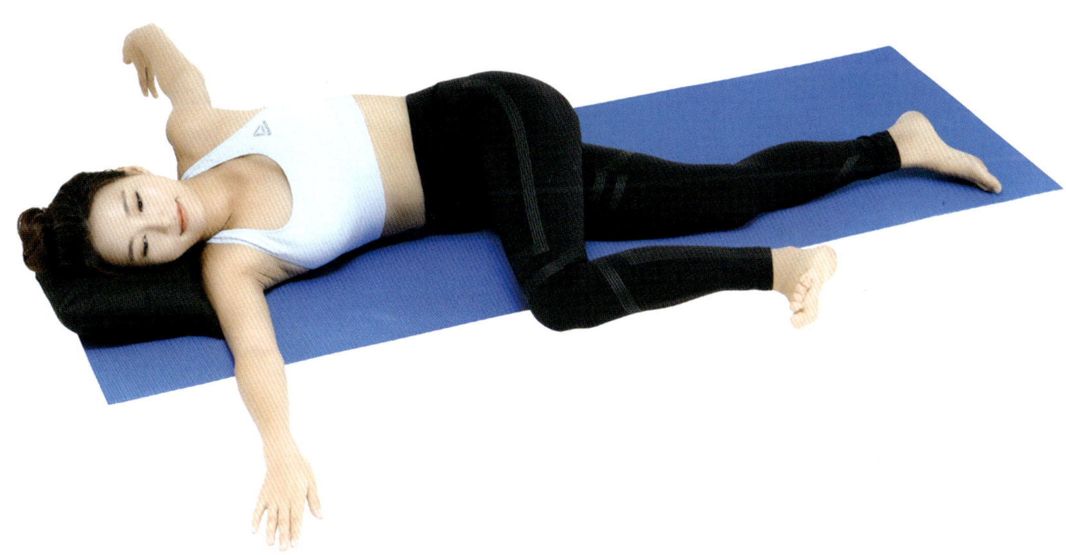

무릎과 발목이 바닥에 닿지 않을 정도로 왼쪽 다리를 아래로 당기듯 내린다. 이 때 오른쪽 몸은 바닥에 고정시킨 채 왼쪽 골반을 회전시키는 느낌으로 실시한다. 3번 자세로 돌아와 동작을 20회 반복한다.

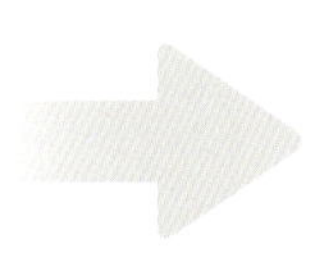

5

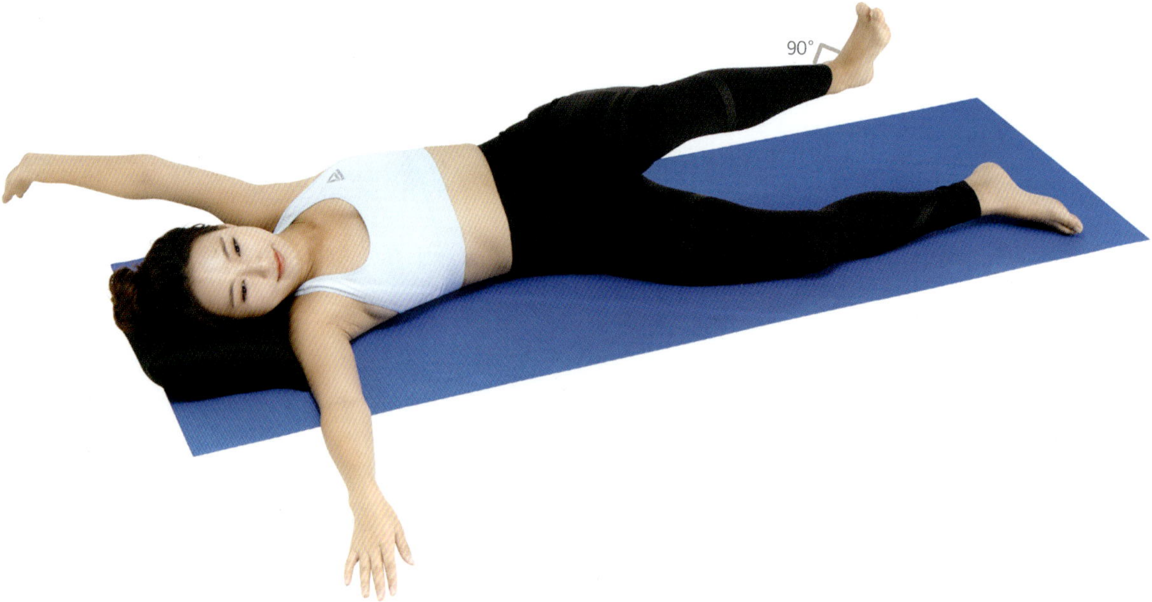

오른팔을 앞으로 뻗어 바닥에 대고, 왼팔은 뒤로 넘겨 손끝이 귀와 수평을 이루
도록 바닥을 짚는다. 왼쪽 다리를 들고, 무릎과 발목이 90도가 되게 한다.

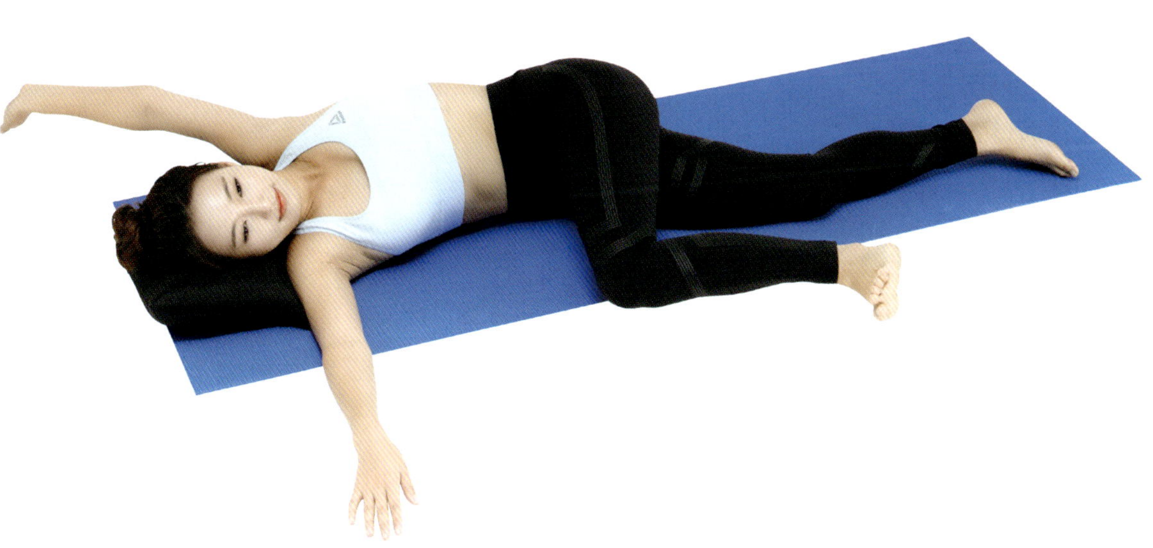

무릎과 발목이 바닥에 닿지 않을 정도로 왼쪽 다리를 아래로 당기듯 내린다. 이
때 오른쪽 몸은 바닥에 고정시킨 채 왼쪽 골반을 회전시키는 느낌으로 실시한
다. 5번 자세로 돌아와 동작을 20회 반복한 후 반대 방향으로 누워 같은 방법으
로 실시한다.

불룩한 옆구리살 빼기

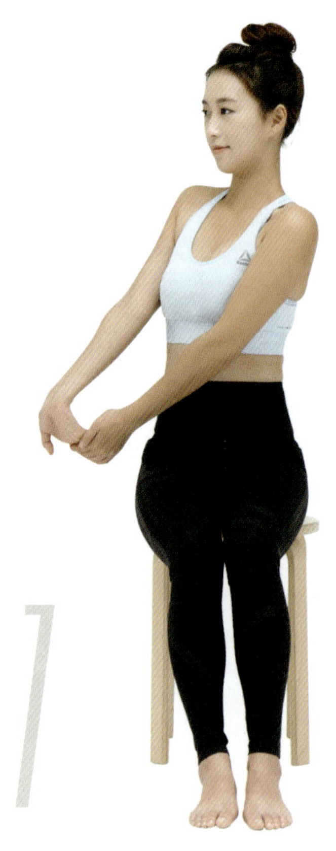

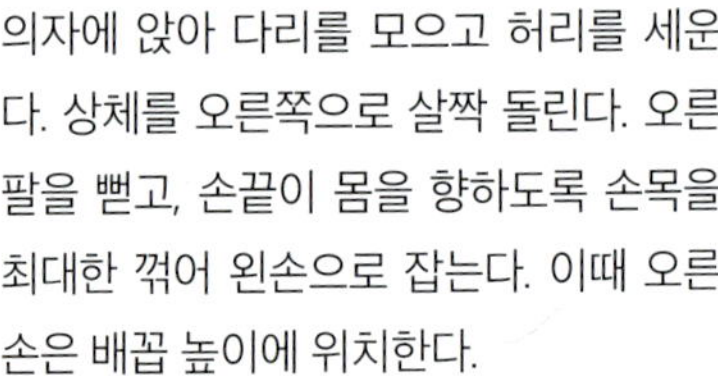

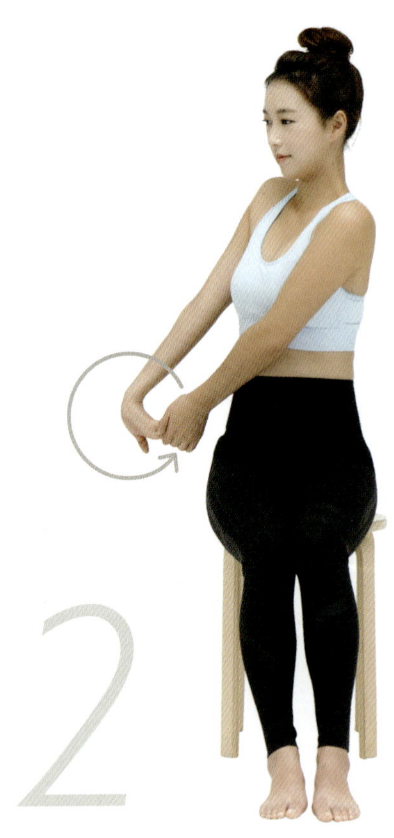

의자에 앉아 다리를 모으고 허리를 세운다. 상체를 오른쪽으로 살짝 돌린다. 오른팔을 뻗고, 손끝이 몸을 향하도록 손목을 최대한 꺾어 왼손으로 잡는다. 이때 오른손은 배꼽 높이에 위치한다.

양팔에 힘을 준 채 시계 방향으로 도넛 크기의 원을 그리며 20회 회전시킨다.

옆구리는 다이어트를 해도 쉽게 살이 빠지지 않는 부위다. 밖으로 돌출된 옆구리의 근막을 제자리로 돌아놓아야 옆구리살이 매끈하게 정리된다. 겨드랑이 밑살부터 브래지어 끈 주변으로 튀어나오는 불룩한 살, 두툼한 허리살까지 옆구리에 붙은 살 전체를 탄탄하게 조이는 동작이다.

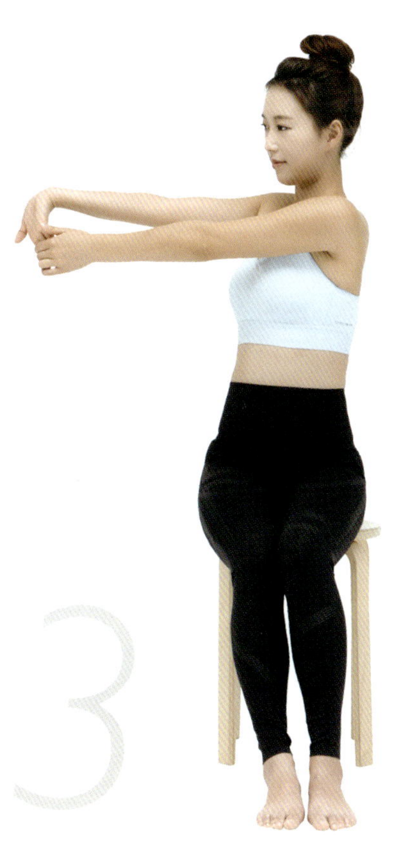

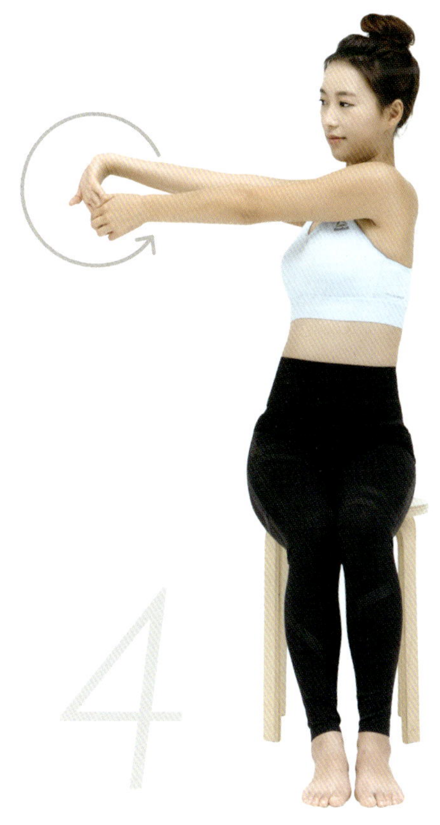

1번 자세로 돌아와 오른손이 가슴 높이에 위치하도록 양팔을 든다.

양팔에 힘을 준 채 시계 방향으로 도넛 크기의 원을 그리며 20회 회전시킨다.

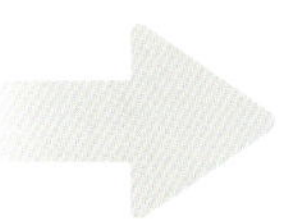

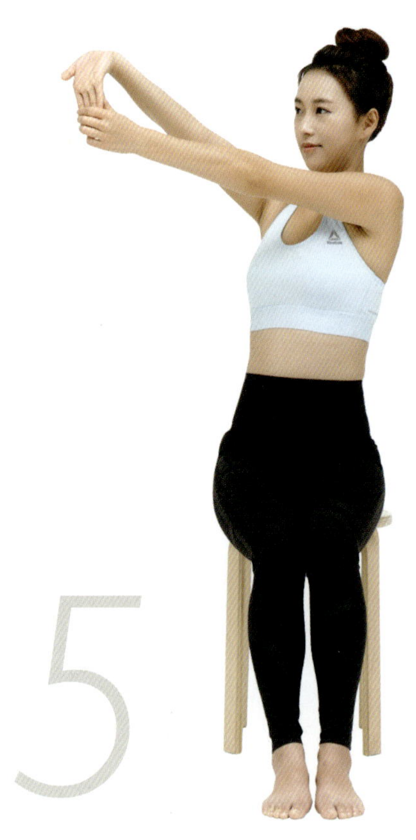

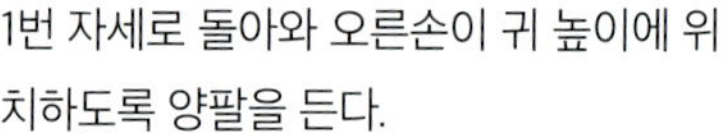

5

1번 자세로 돌아와 오른손이 귀 높이에 위치하도록 양팔을 든다.

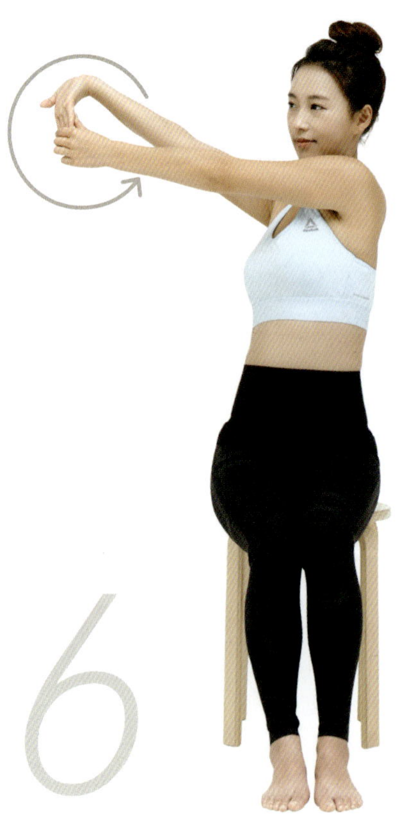

6

양팔에 힘을 준 채 시계 방향으로 도넛 크기의 원을 그리며 20회 회전시킨다.

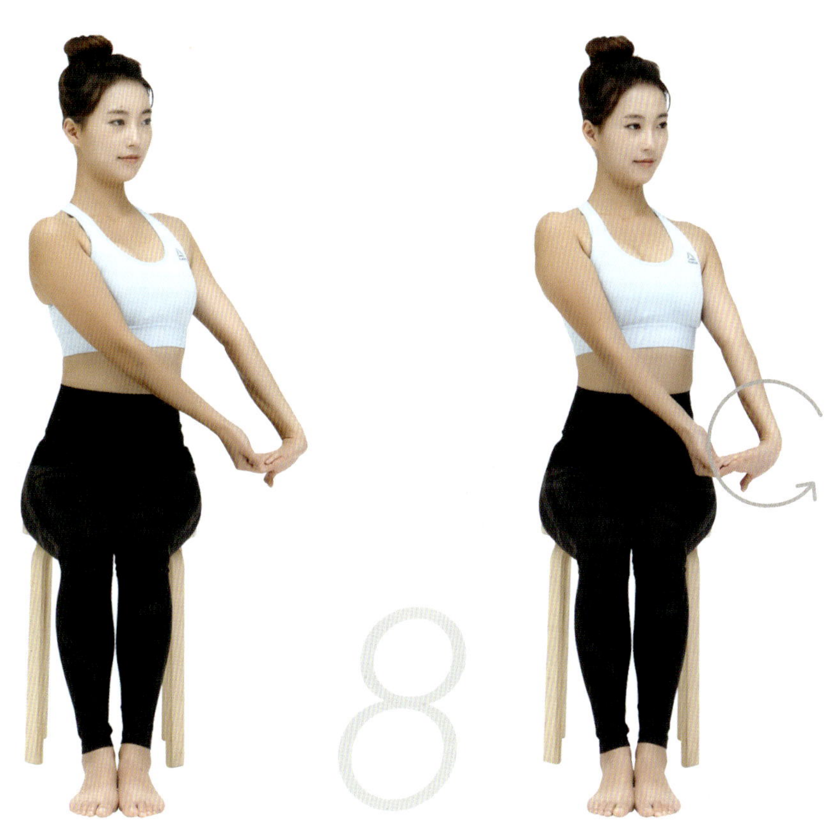

<table>
<tr><td>

의자에 앉아 다리를 모으고 허리를 세운다. 상체를 왼쪽으로 살짝 돌린다. 왼팔을 뻗고, 손끝이 몸을 향하도록 손목을 최대한 꺾어 오른손으로 잡는다. 이때 왼손은 배꼽 높이에 위치한다.

</td><td>

양팔에 힘을 준 채 시계 방향으로 도넛 크기의 원을 그리며 20회 회전시킨다.

</td></tr>
</table>

9

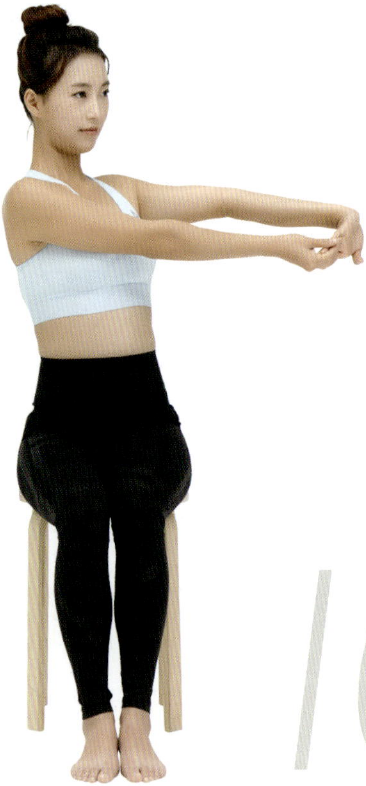

7번 자세로 돌아와 왼손이 가슴 높이에 위치하도록 양팔을 든다.

10

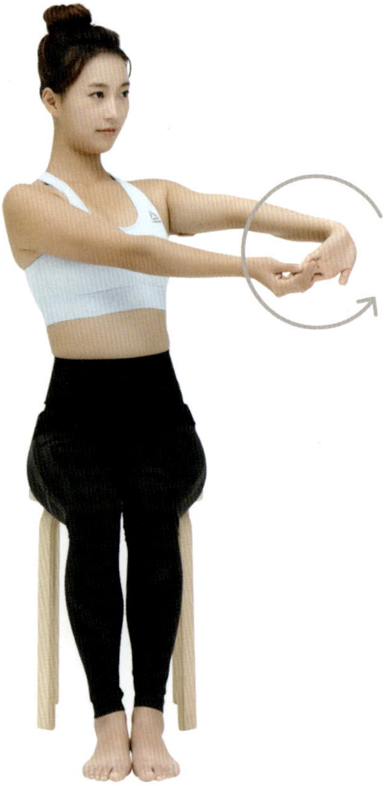

양팔에 힘을 준 채 시계 방향으로 도넛 크기의 원을 그리며 20회 회전시킨다.

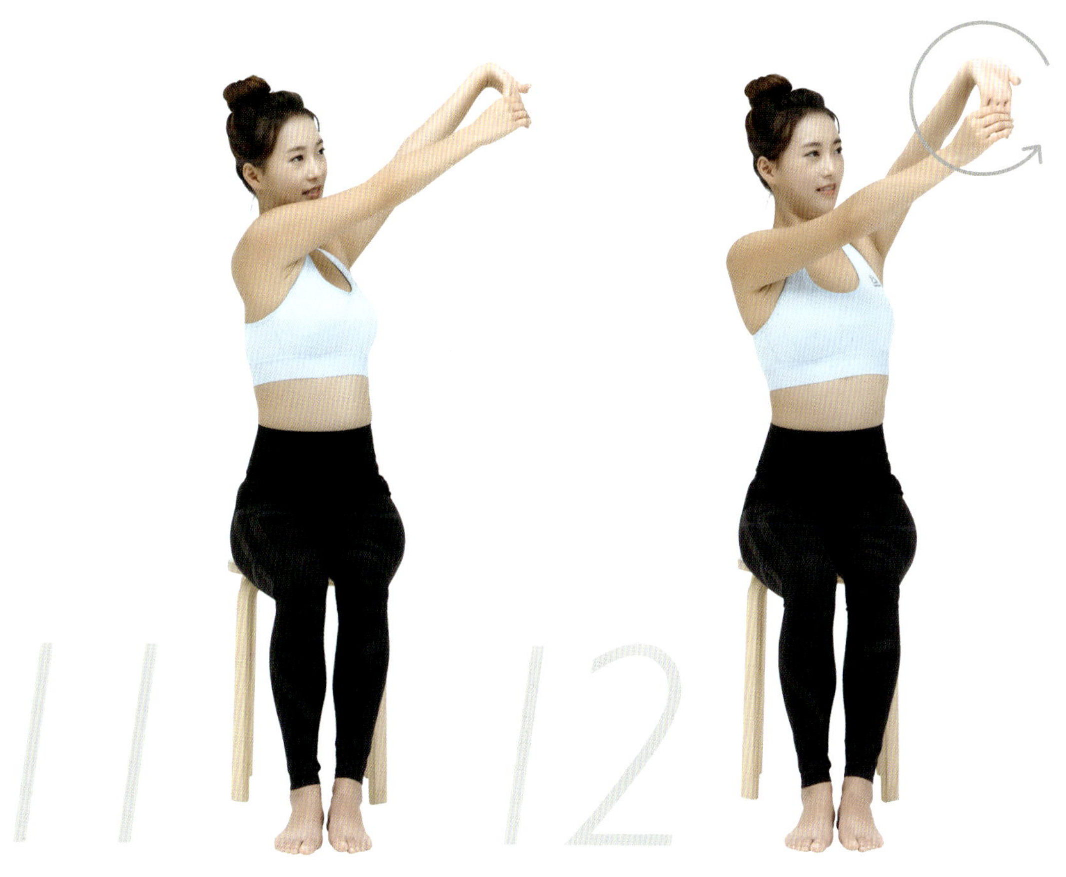

7번 자세로 돌아와 왼손이 귀 높이에 위
치하도록 양팔을 든다.

양팔에 힘을 준 채 시계 방향으로 도넛 크
기의 원을 그리며 20회 회전시킨다.

쏙 들어간 허리 만들기

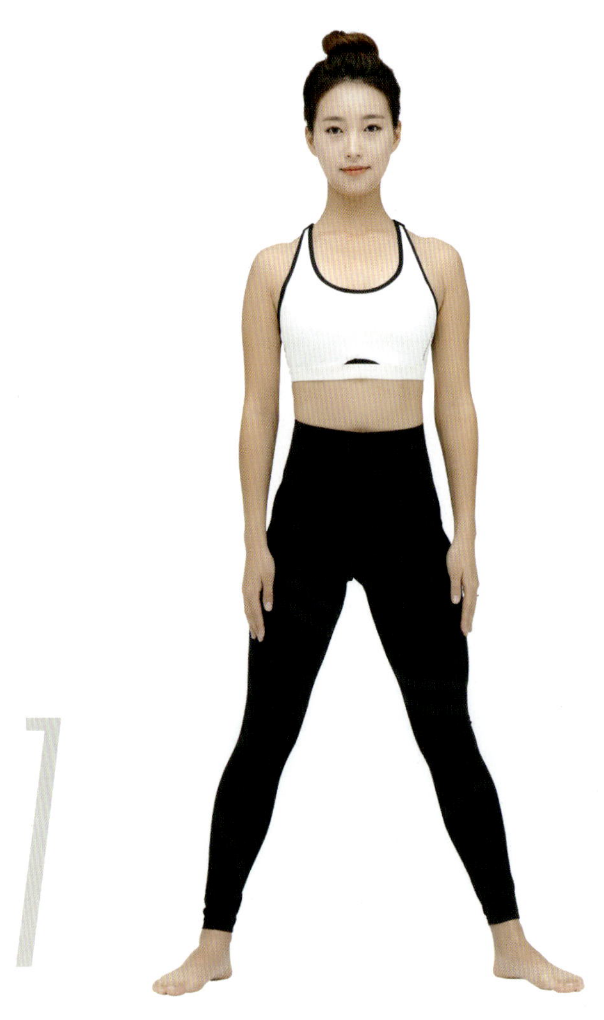

다리를 어깨너비보다 넓게 벌리고 선다.

 갈비뼈의 근막이 틀어지고 엉키면서 사선 방향으로 흘러내리면 허리 둘레에
살이 붙고 울퉁불퉁 튀어나온다. 힘없이 늘어난 근막을 다시 몸의 결을 따라
견인·회전시켜 원래 위치로 복귀시키는 동작으로, 허리의 사이즈가 줄어들고
숨겨져 있던 라인이 드러나 허리가 잘록해진다.

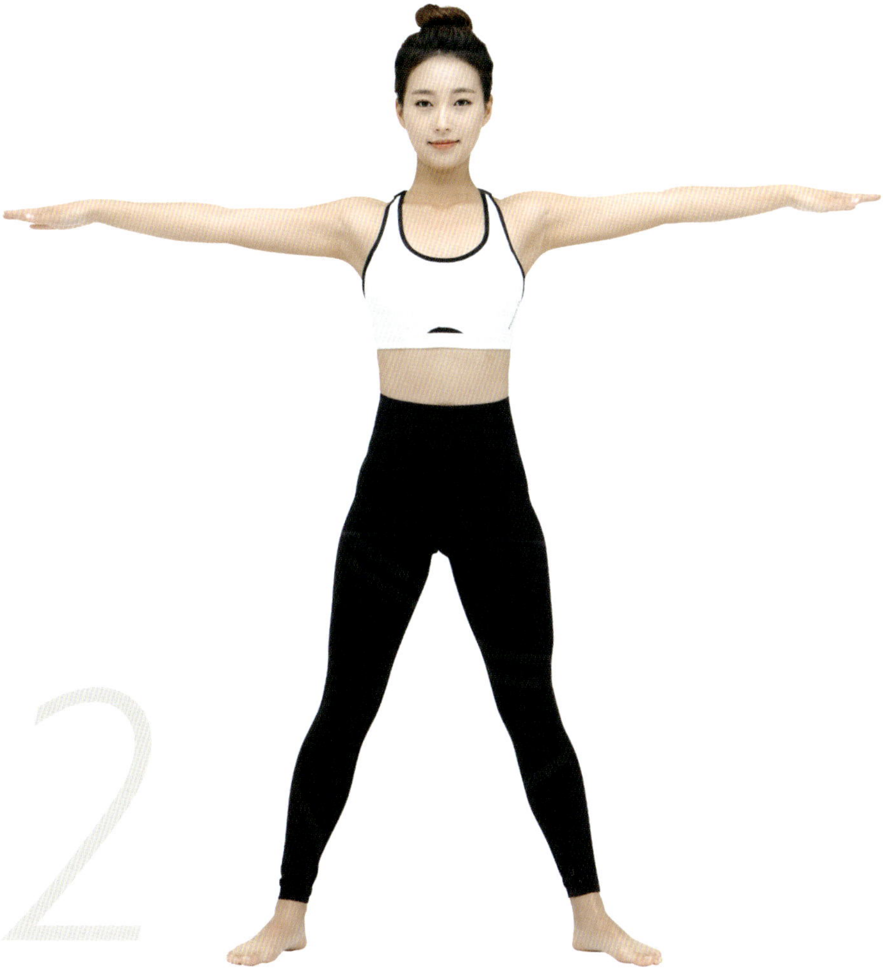

양팔을 수평이 되도록 든다.

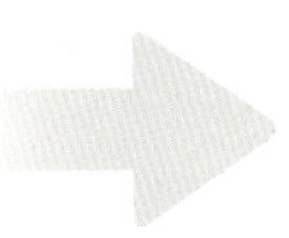

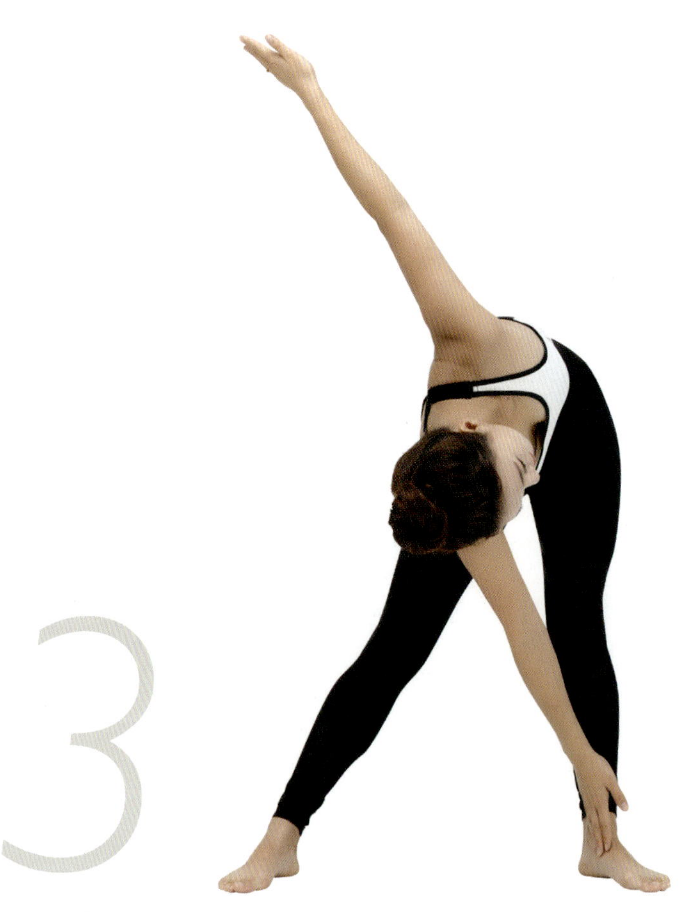

상체를 왼쪽으로 크게 회전하며 허리를 굽혀 오른손으로 왼발을 터치한다. 이
때 왼팔은 곧게 유지하며 최대한 뒤로 뻗는다.

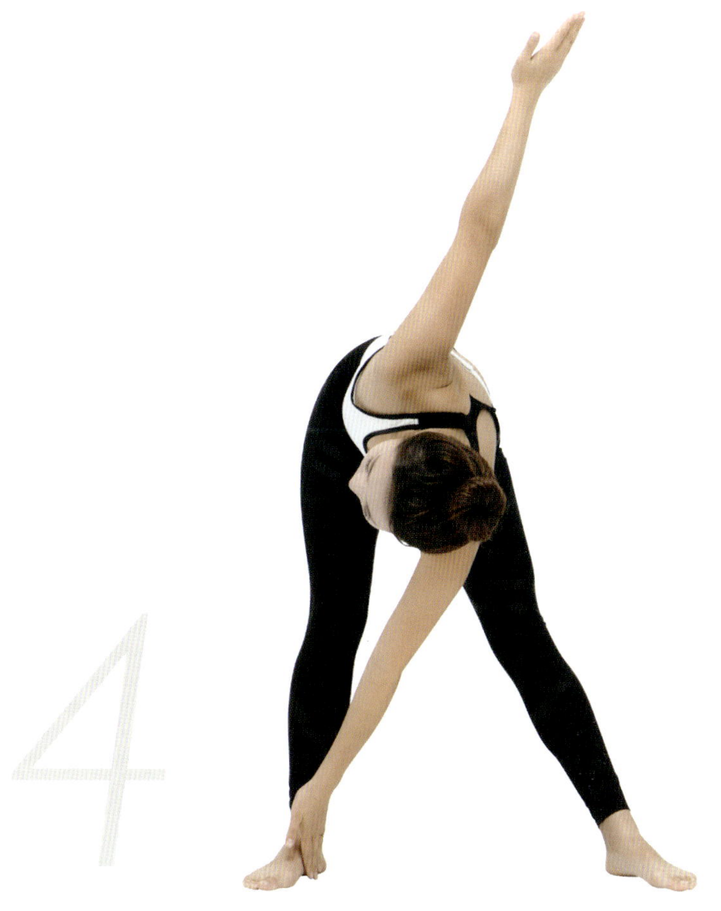

그대로 허리를 굽힌 채 상체를 오른쪽으로 크게 회전하며 왼손으로 오른발을 터치한다. 오른팔을 곧게 유지하며 최대한 뒤로 뻗는다. 1번 자세로 돌아와 동작을 반복한다.

척추 전체 정렬 맞추기

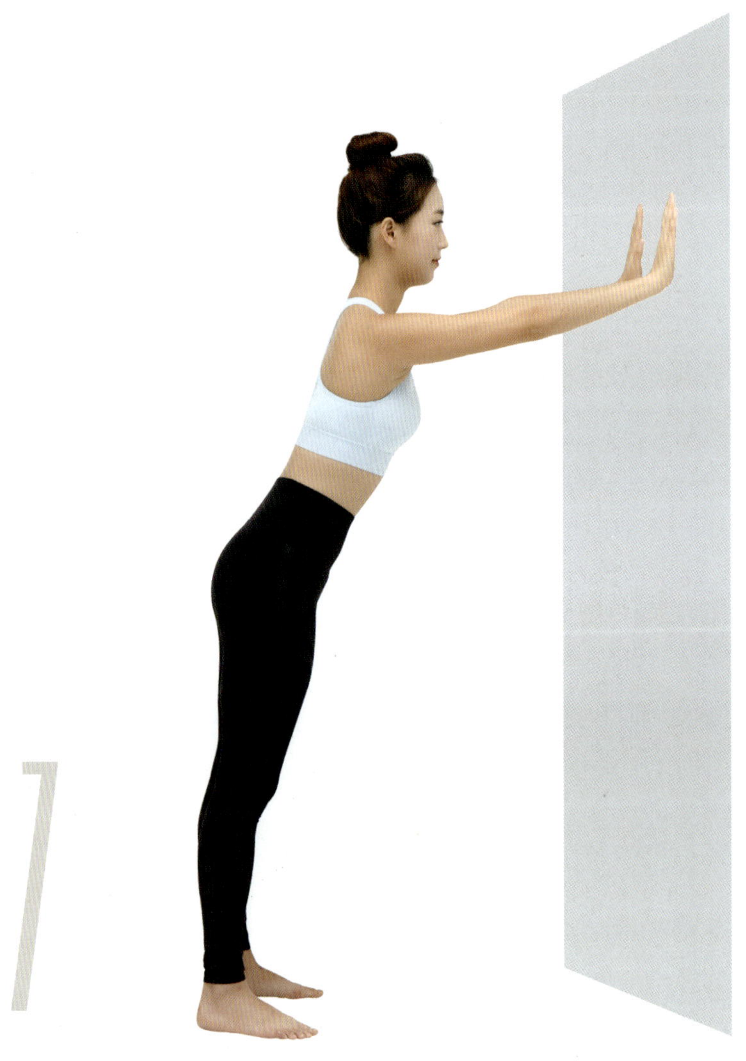

벽을 마주보고 세 걸음 떨어진 위치에 서서 다리를 어깨너비로 벌린다. 양팔이
어깨 높이에 위치하도록 든 뒤 손바닥을 벽에 댄다.

효과 두개골부터 날개뼈, 갈비뼈, 골반, 다리관절까지 틀어진 척추의 정렬을 전체적으로 맞추는 동작이다. 배에 힘이 생겨 허리가 반듯해지고 구부정한 어깨가 펴지며, 다리 안쪽에 힘이 생겨 벌어진 골반과 다리도 모아진다.

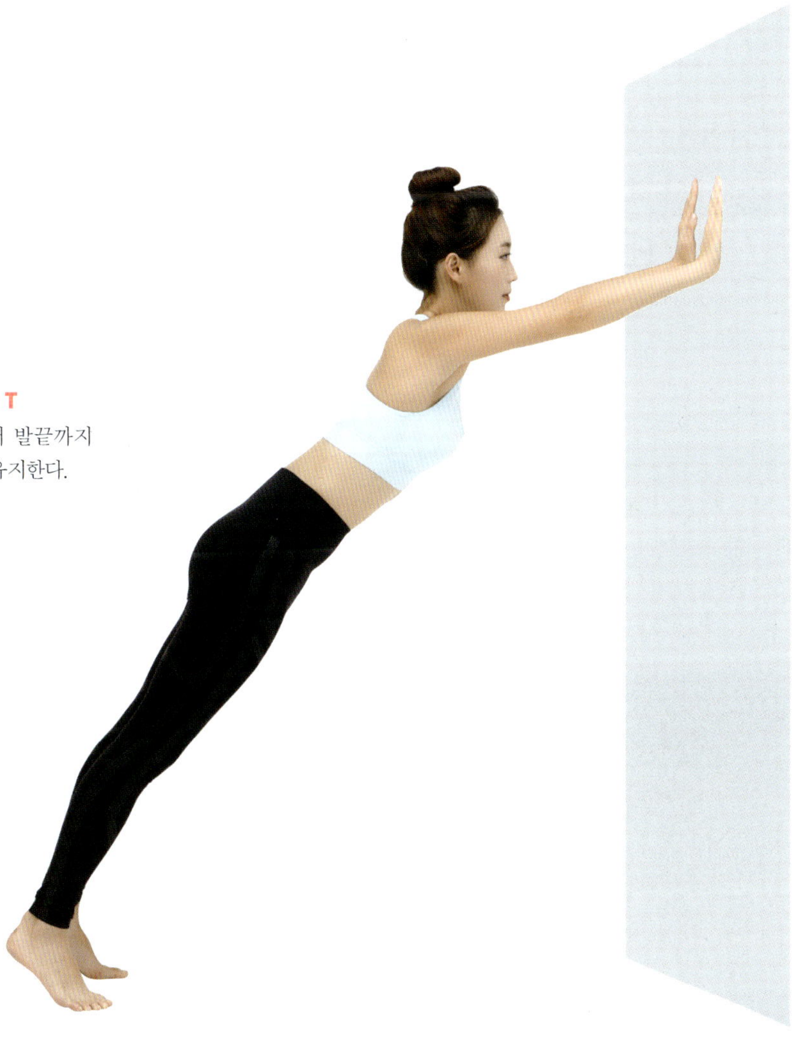

POINT
머리부터 발끝까지
사선을 유지한다.

2

까치발로 서면서 괄약근을 꽉 조이고, 머리부터 발끝까지 힘을 주며 1분간 자세를 유지한다. 1번 자세로 돌아와 동작을 반복한다.

PART 4

3
minutes → 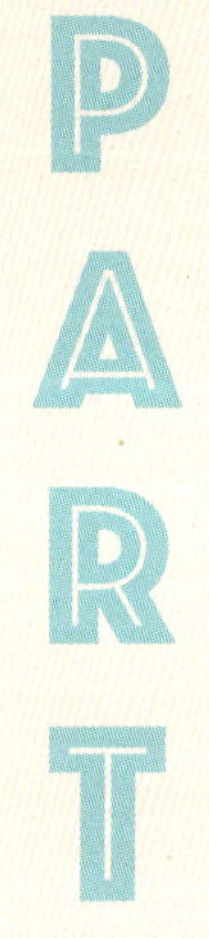

*탄력과 라인을 동시에 얻는

하체 다이어트 교정 체조

3분 하체 다이어트 교정 체조

우리 몸의 중심부 골반을 효과적으로 교정한다

골반은 상체와 하체를 연결하는 우리 몸의 통로 역할을 한다. 다리뼈가 고관절과 연결되어 있기 때문에 고관절이 망가지면 하체의 근막은 45도로 흘러내리게 되고 엉덩이와 허벅지, 종아리로 군살이 튀어나온다. 그래서 하체 다이어트교정 체조가 필요하다. 비뚤어진 골반을 확실하게 교정해 몸의 전체적인 균형을 회복시킨다.

일상생활 중 취하는 자세가 편해진다

고관절이나 골반뼈가 틀어지면 발의 각도가 달라지고 발바닥에 실리는 무게도 달라진다. 그래서 걷거나 서는 동작이 불안정해지기 쉽고, 오래 특정 자세를 취할 때 불편함이나 통증을 느끼게 된다. 이때 하체 다이어트 교정 체조를 하면 걷거나 서고 앉는 등의 일상 속 자세들이 편해지고, 바른 자세를 유지하는 것이 가능해진다. 몸이 받는 부담이 줄어 피로도 덜 느끼게 된다.

하체 부종이 사라진다

관절과 근막이 제 위치에서 벗어나면 몸이 붓는다. 뼈대가 비뚤어지면 순환이 잘 되지 않아 노폐물이 쌓이기 때문이다. 그래서 체형이 불균형한 사람들은 대부분 부종이 있다. 체형이 불균형해지면 특히 혈액과 노폐물이 정체하는 하체에 부종이 생기기 쉽다. 반면 뼈대 즉, 뼈와 관절 등이 원래의 위치로 돌아가고 근육과 근막이 본래의 결대로 회복되면 혈액순환이 원활해지면서 자연스럽게 부종이 빠지고 하체의 사이즈가 줄어든다.

얼굴에 탄력이 생기고 V라인이 된다

체형 불균형과 얼굴은 밀접한 연관이 있는데, 하체는 특히 얼굴 아래쪽과 연관이 있다. 고관절이 틀어지면 볼살이 처지고 턱살이 늘어진다. 따라서 하체 다이어트 교정 체조를 통해 고관절의 균형이 회복되면 푹 꺼졌던 볼살이 올라붙고, 턱 라인이 살아나 날렵한 얼굴이 된다. 하체의 불균형을 교정했을 뿐인데 얼굴이 작아 보이는 효과를 얻는 것이다.

하체 관절의 통증이 사라진다

하체가 비만인 사람은 대부분 좌우 무릎과 복숭아뼈의 크기와 형태가 다르다. 다리의 관절과 근막이 비대칭이라는 말이다. 게다가 대부분 다리의 길이에도 차이가 나고, 하체의 관절이 변형되어 척추까지 영향이 간다. 관절마다 통증도 발생한다. 하체 다이어트 교정 체조를 통해 흘러내리고 처진 근막을 다시 끌어 올리고 원래 위치로 되돌리면 관절도 제자리로 돌아간다. 통증으로부터 벗어나는 일은 당연하다.

하체 다이어트 교정 체조 실시 방법

1. 셀프 체크를 통해 골반의 정렬을 맞춘 후 스타트 체조를 먼저 실시한 다음 원하는 부위의 체조를 한다.
2. 똑바른 자세가 시작 자세가 아니라, 45도 사선으로 관절을 회전시켜놓은 상태가 시작 자세다.
3. 동작을 따라 하되, 안 될 경우 가능한 선까지 실시한다.
4. 몸을 회전시킬 때 숨을 '후' 내쉰다.
5. 약간 힘이 든다고 느낄 정도로 부드럽게 몸을 회전시키면 적당하다.
6. 관절의 힘을 빼고 회전시켜야 근막이 제자리로 돌아간다.
7. 제시한 횟수는 효과를 볼 수 있는 최소한의 횟수이므로 그 이상 실시할 여력이 있다면 하루에 몇 번씩 실시해도 좋다.

골반 정렬 맞추기

★ 왼쪽 골반이 엉덩이 쪽으로 돌아간 채 위로 올라가고,
　오른쪽 골반이 배꼽 쪽으로 돌아간 채 아래로 내려간 경우

셀프 체크

누워서 엉덩이를 튕기듯 한 번 들었다 내린다. 고개를 들어 양쪽 발끝이 벌어진 상태를 확인한다. 발끝이 바닥에 가깝게 내려온 쪽 골반이 위로 올라온 것이다. 99%의 사람들은 왼쪽 다리가 바닥 쪽으로 기울어져 있다. 왼쪽 골반이 위로 올라오면서 동시에 오른쪽 골반이 아래로 내려가 있다. 반대의 경우에도 골반은 같은 패턴으로 돌아가 있다. 오른쪽 다리가 바닥에 가깝게 기울어져 보여도 무릎과 발목이 틀어진 것이 원인이지, 골반의 좌우 높이가 틀어진 데에는 변함이 없다.

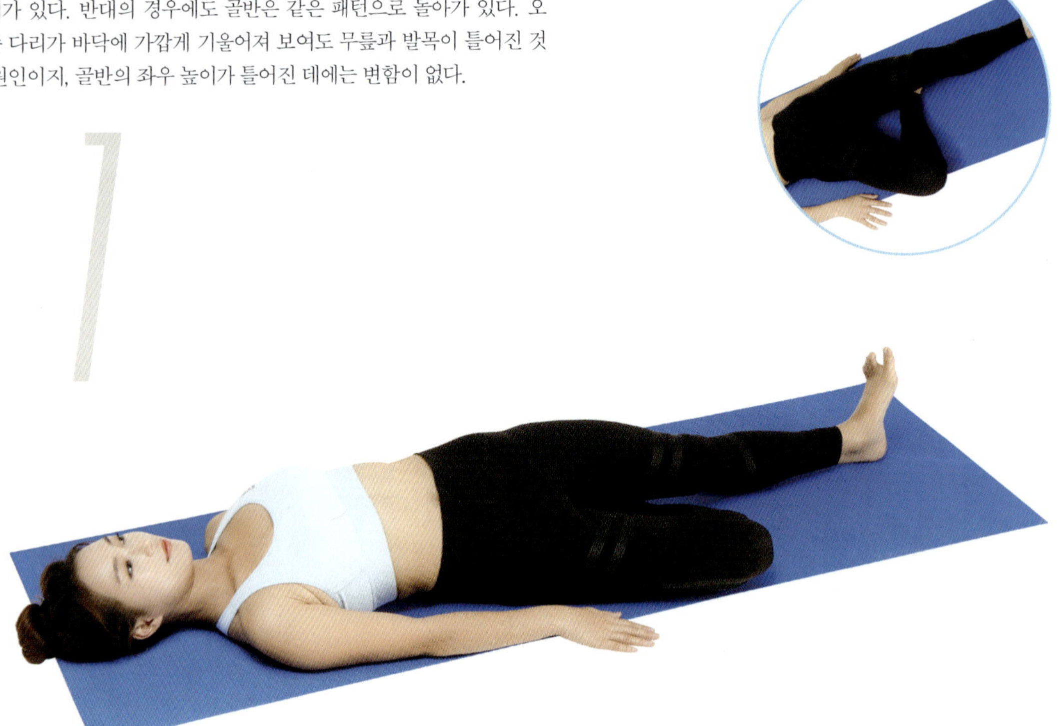

1

등을 대고 누워 오른쪽 발바닥이 왼쪽 무릎 뒤에 닿도록 다리를 접고, 왼쪽 발끝은 몸 안쪽으로 당긴다. 왼쪽 엉덩이를 살짝 들어 골반을 오른쪽으로 회전시키고 괄약근에 힘을 준다.

뒤로 돌아가고 위로 올라간 왼쪽 골반을 45도로 회전시켜 골반 좌우의 정렬을 맞춰주는 동작이다. 왼쪽 골반을 내리고 몸 안쪽으로 모아주며, 옆으로 불룩하게 튀어나온 골반 주변의 근막을 원래 상태로 되돌려 허리와 골반, 엉덩이를 잇는 라인이 부드러워진다.

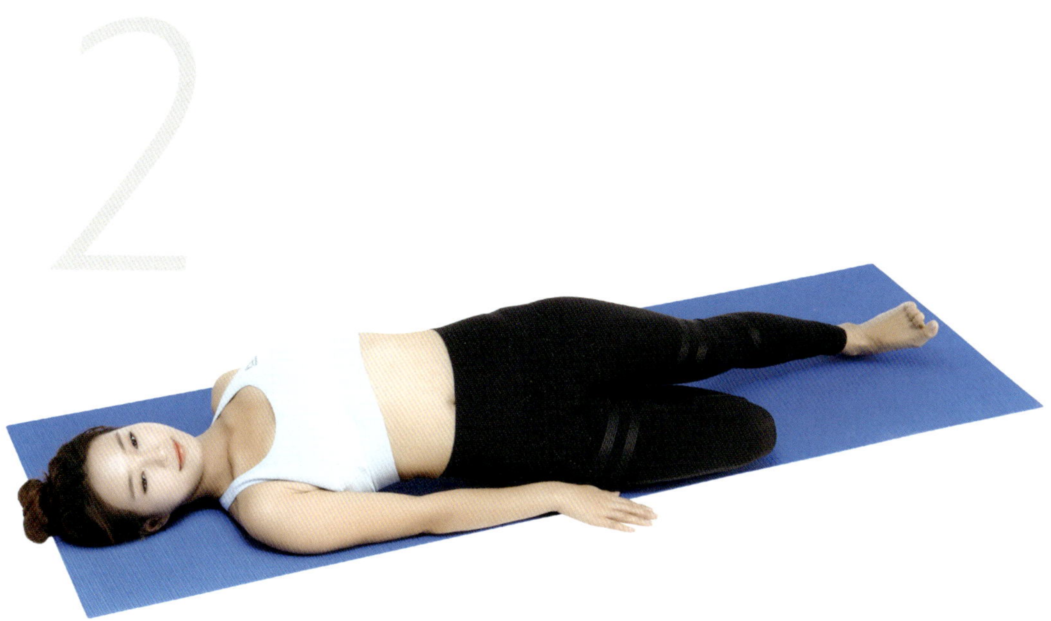

괄약근에 힘을 준 채 왼쪽 엉덩이와 무릎을 앞으로 밀듯이 회전시킨다. 1번 자세로 돌아와 동작을 30회 반복한다.

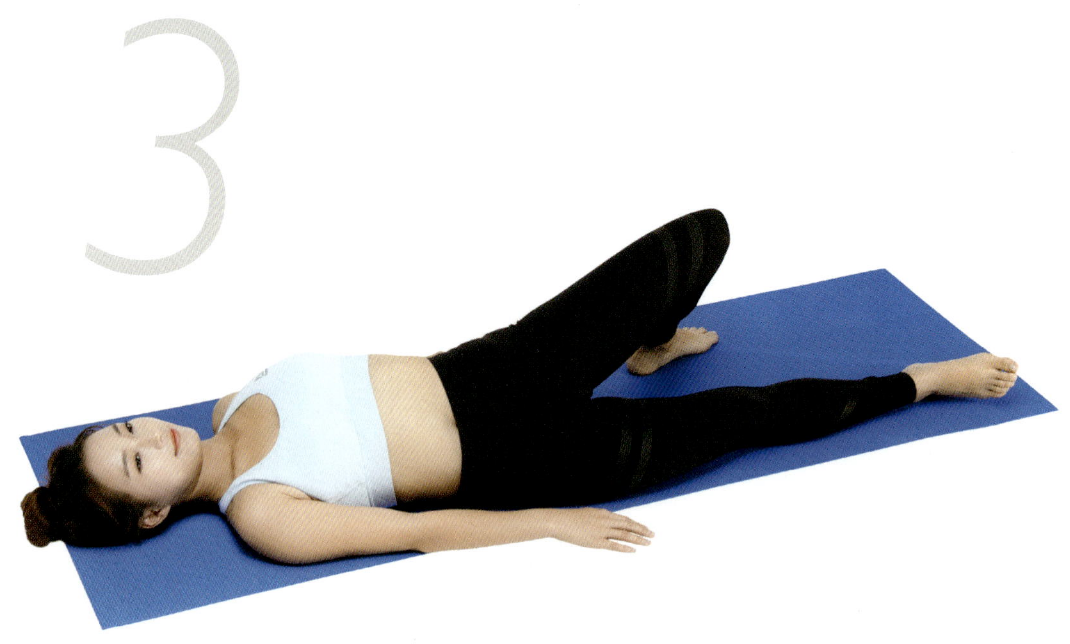

1번 자세로 돌아와 오른쪽 다리를 편다. 왼쪽 무릎을 접어 세운 다음 왼쪽 엉덩이를 살짝 들어 골반을 오른쪽으로 회전시키고 괄약근에 힘을 준다.

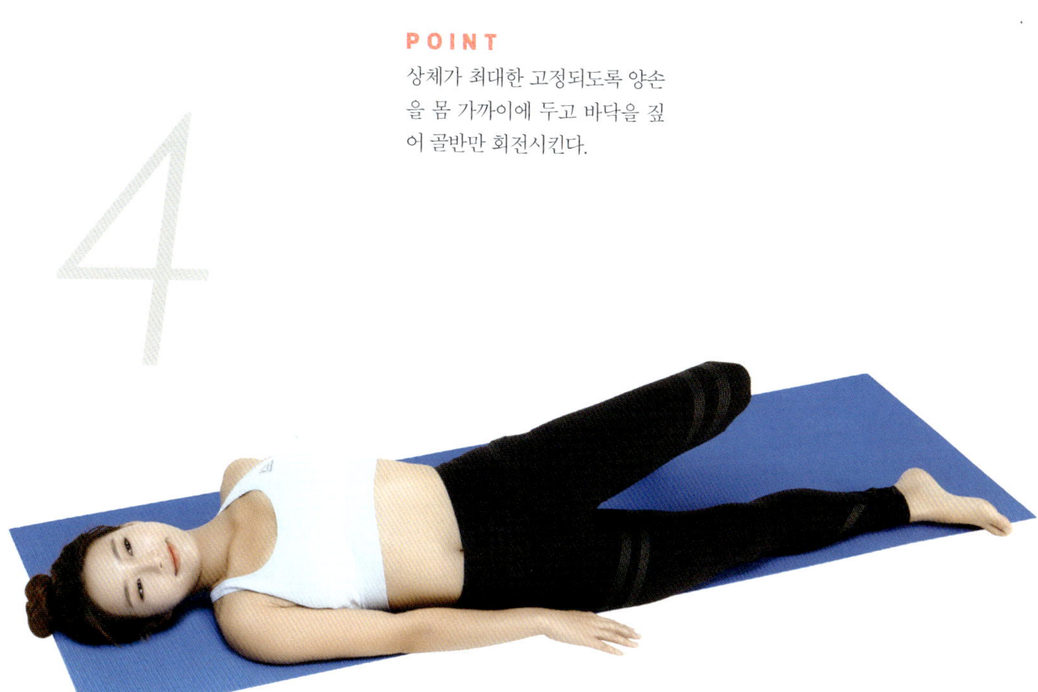

괄약근에 힘을 준 채 왼쪽 엉덩이와 무릎을 앞으로 밀듯이 회전시킨다. 3번 자
세로 돌아와 동작을 30회 반복한다.

윗배 슬림하게 만들기

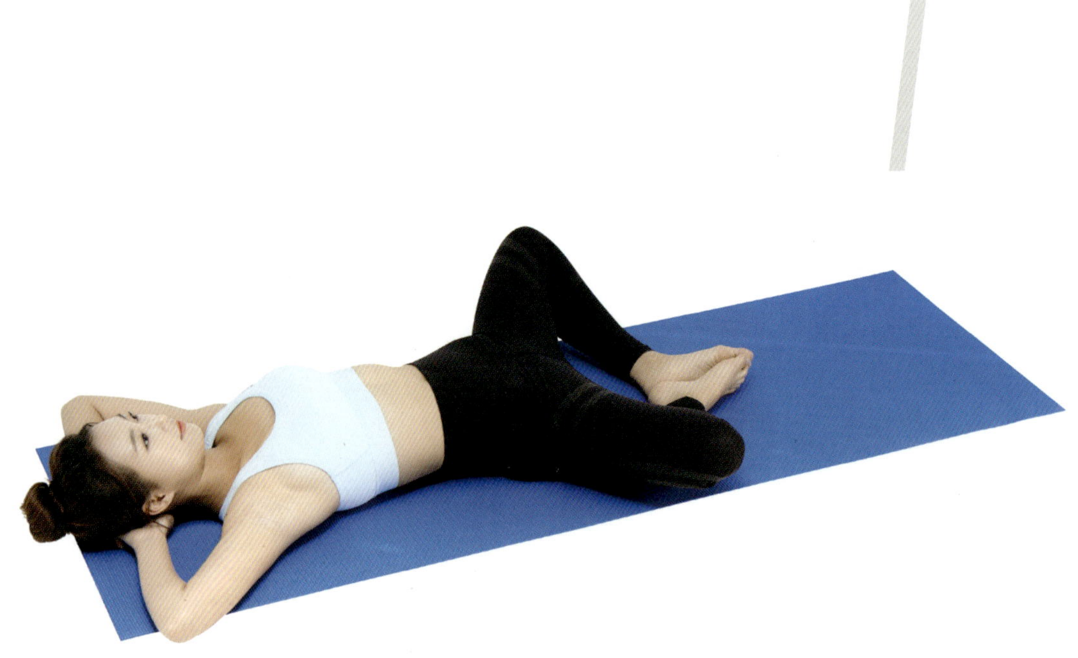

등을 대고 누워 양쪽 발바닥을 맞댄다. 양손은 깍지를 껴서 뒤통수를 받친다.

 척추와 갈비뼈, 골반의 대칭을 되찾아주며 처지고 늘어진 골반 주변의 관절과
근막을 안으로 조인다. 몸통이 곧게 펴지면서 뱃살이 들어가는 효과를 낸다.
특히 윗배를 둘러싼 근막이 탄탄하고 슬림해진다.

POINT

갈비뼈를 확 조인다는 느낌으로
실시하면 윗배에 강한 자극이
들어가 빠르게 뱃살이 빠지는
효과를 얻을 수 있다.

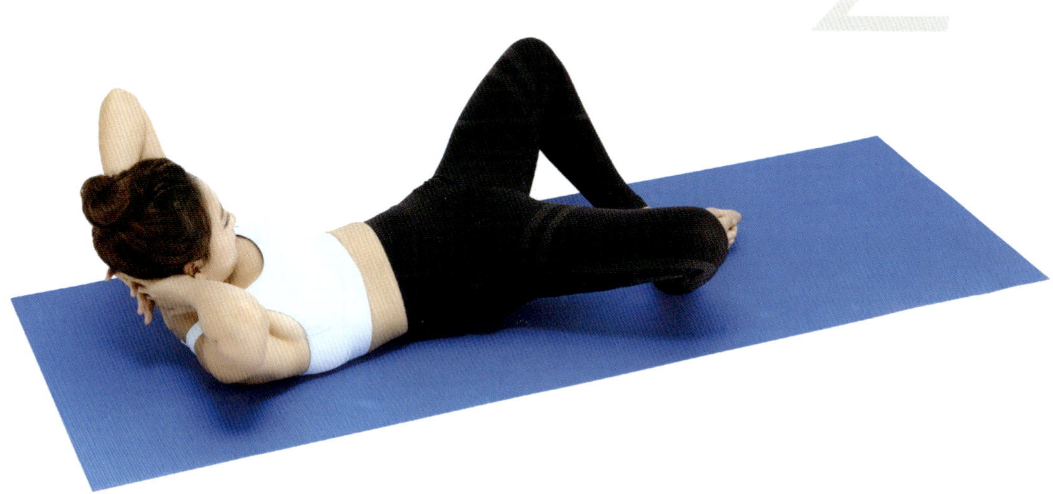

괄약근에 힘을 준 채 어깨와 머리를 곧게 일자가 되도록 들어 올린다. 동시에
엉덩이를 들어 올린다. 1분간 자세를 유지한 다음 30초 정도 휴식하고, 1번 자
세로 돌아와 동작을 반복한다.

두툼한 아랫배 빼기

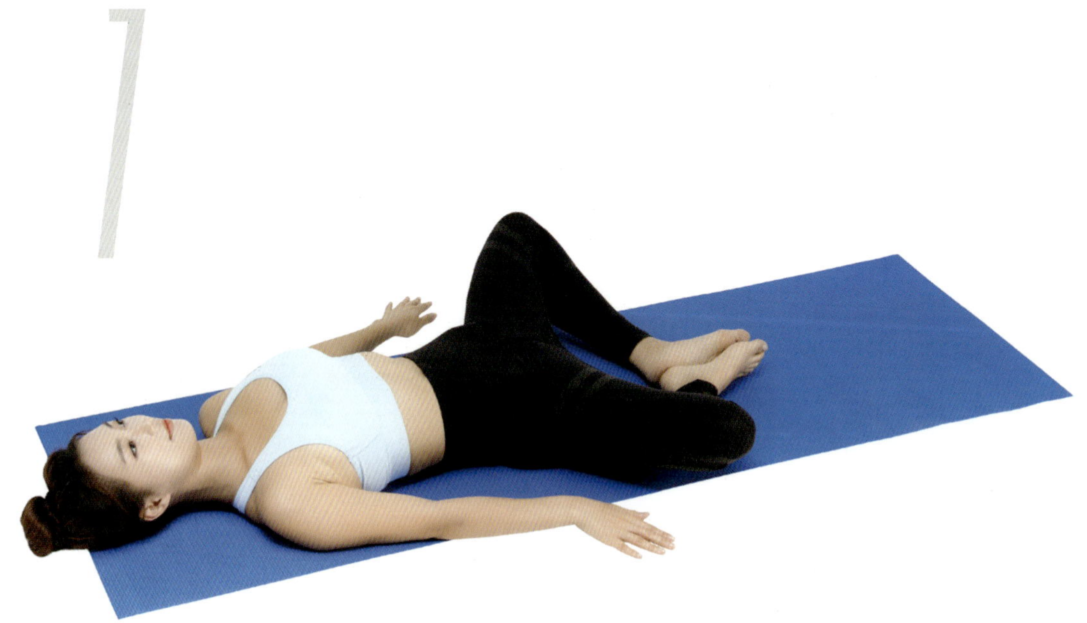

등을 대고 누워 양쪽 발바닥을 맞댄다. 양팔은 자연스럽게 벌려 손바닥을 바닥
에 댄다.

 골반이 벌어지면서 고관절 근막이 돌아가면 치골이 튀어나오고 아랫배가 불룩
하게 나온다. 척추와 갈비뼈를 반듯하게 맞추고 고관절을 바로잡는 동작으로,
불룩 튀어나온 근막을 몸 안쪽으로 넣고 괄약근과 아랫배의 힘을 키워 두툼한
뱃살을 빼준다.

POINT

치골을 들어 올린다는 느낌으로
실시하면 아랫배에 더욱 큰 자
극을 줄 수 있다.

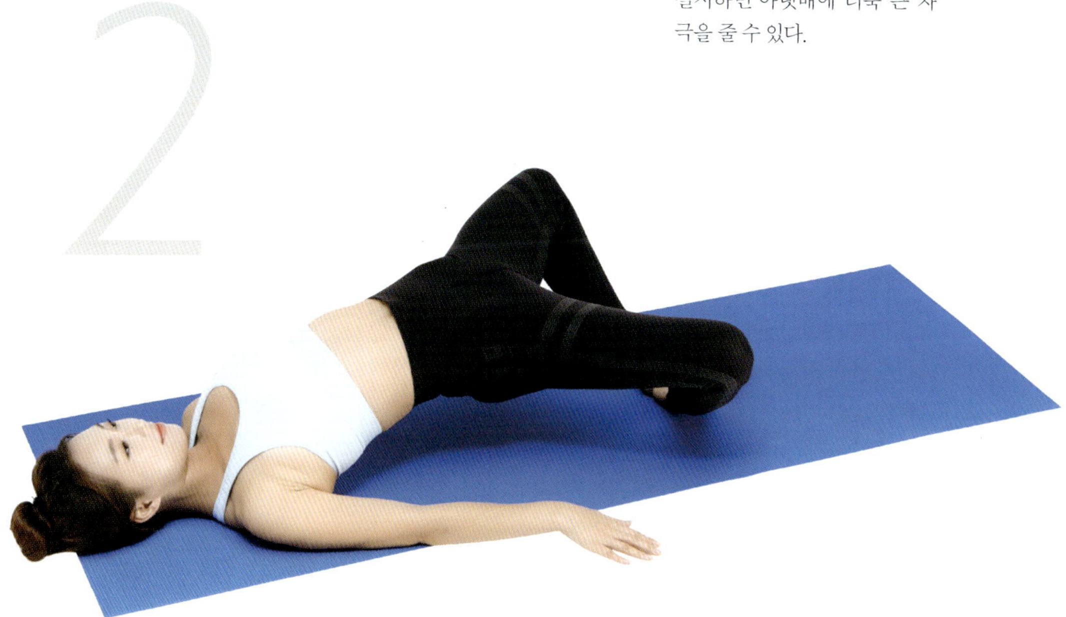

양팔과 아랫배에 힘을 주며 엉덩이를 들어 올린다. 1번 자세로 돌아와 동작을
반복한다.

엉덩이 바깥살 빼기

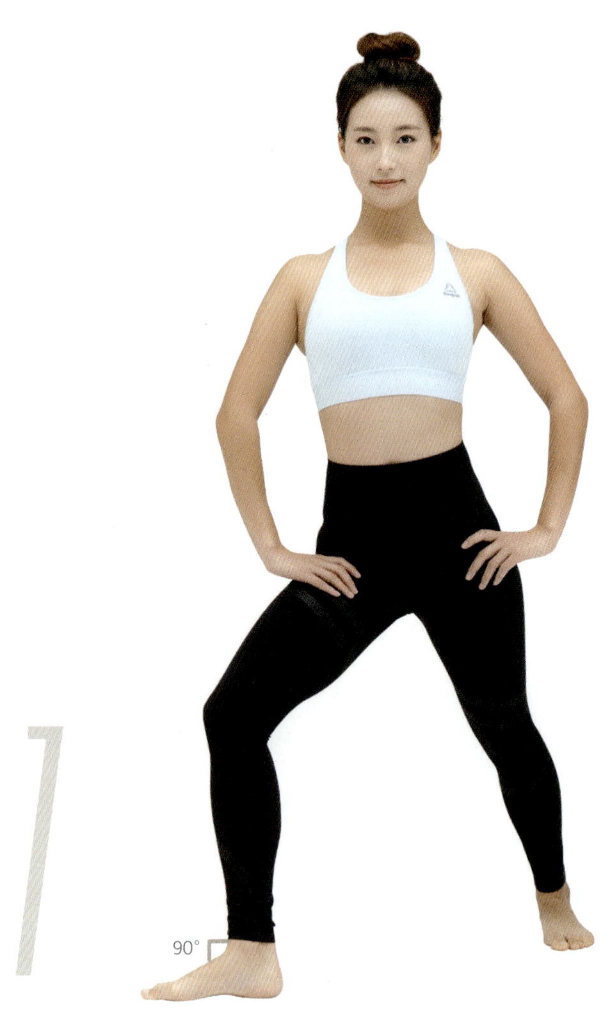

제자리에 서서 오른쪽 다리를 사선으로 두 걸음 앞으로 내딛는다. 이때 오른쪽 발끝이 몸과 90도를 이루도록 발목을 회전시킨다. 양손은 허벅지가 접히는 위치에 올리고, 오른쪽 무릎을 살짝 구부린다.

효과 고관절과 대퇴골, 꼬리뼈가 틀어지고 처지면 엉덩이 근막도 몸 바깥쪽으로 삐져나오면서 빈 공간에 살이 차오른다. 엉덩이 근막을 견인·회전시켜 제자리로 돌려보내, 팬티 라인 옆으로 빠져 나온 엉덩이 바깥쪽의 살을 안으로 넣어주는 동작. 엉덩이의 좌우 사이즈가 줄고, 엉덩이 옆 라인이 매끄러워진다.

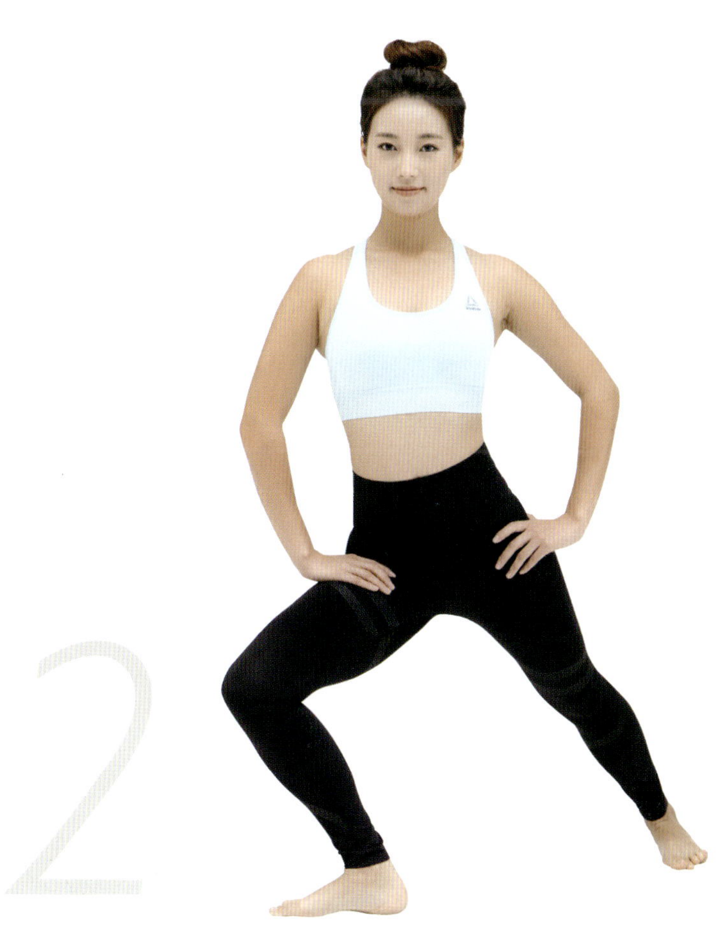

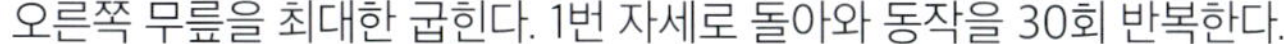

오른쪽 무릎을 최대한 굽힌다. 1번 자세로 돌아와 동작을 30회 반복한다.

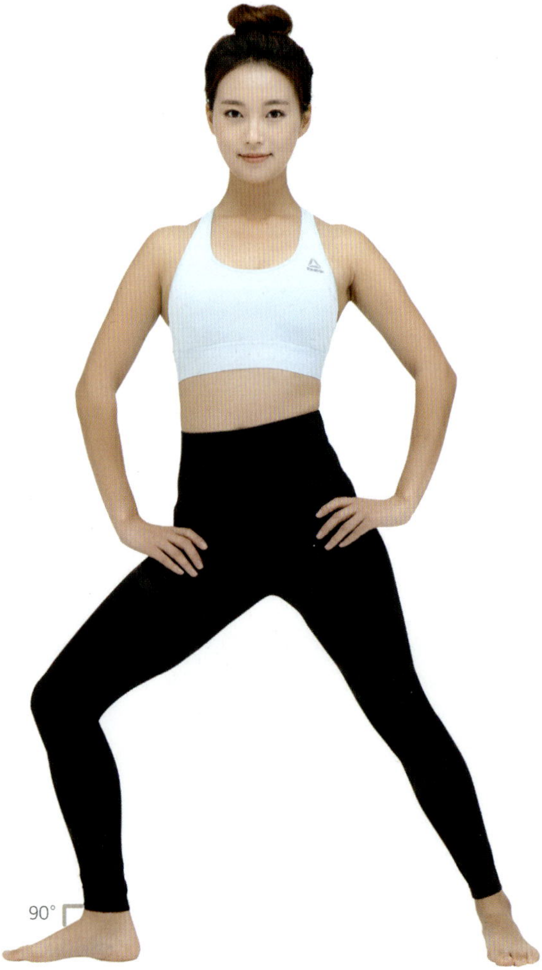

제자리에 서서 양발을 두 걸음 거리가 되도록 벌린다. 이때 오른쪽 발끝이 몸과
90도를 이루도록 발목을 회전시킨다. 양손은 허벅지가 접히는 위치에 올리고,
오른쪽 무릎을 살짝 구부린다.

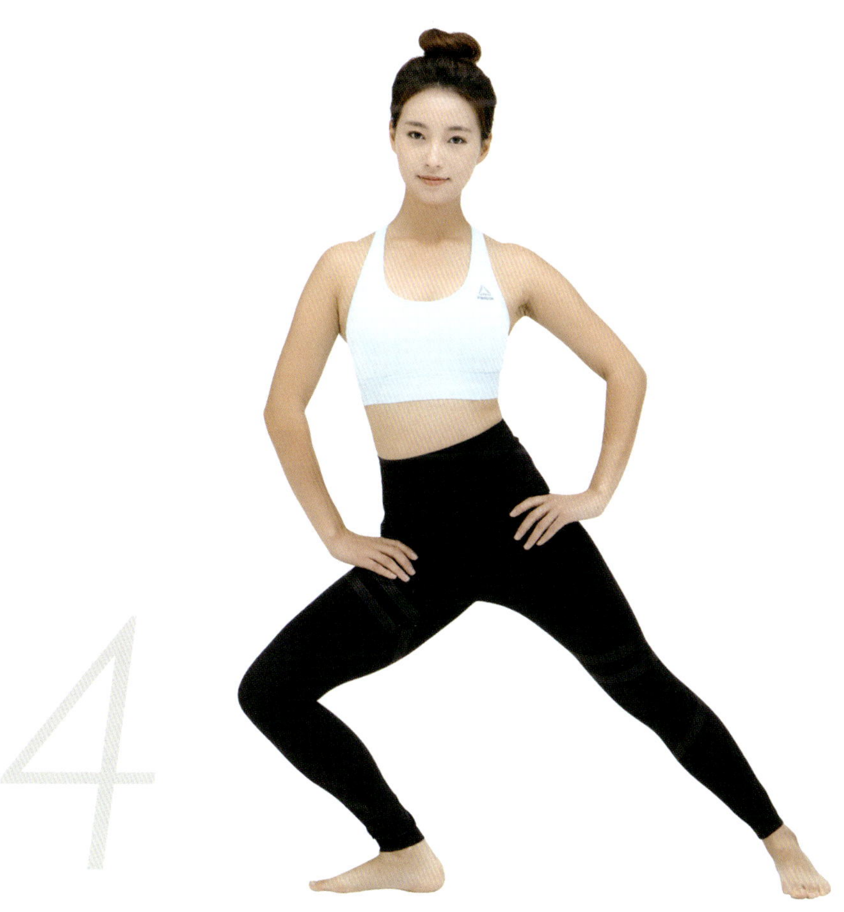

4

오른쪽 무릎을 최대한 굽힌다. 3번 자세로 돌아와 동작을 30회 반복한다.

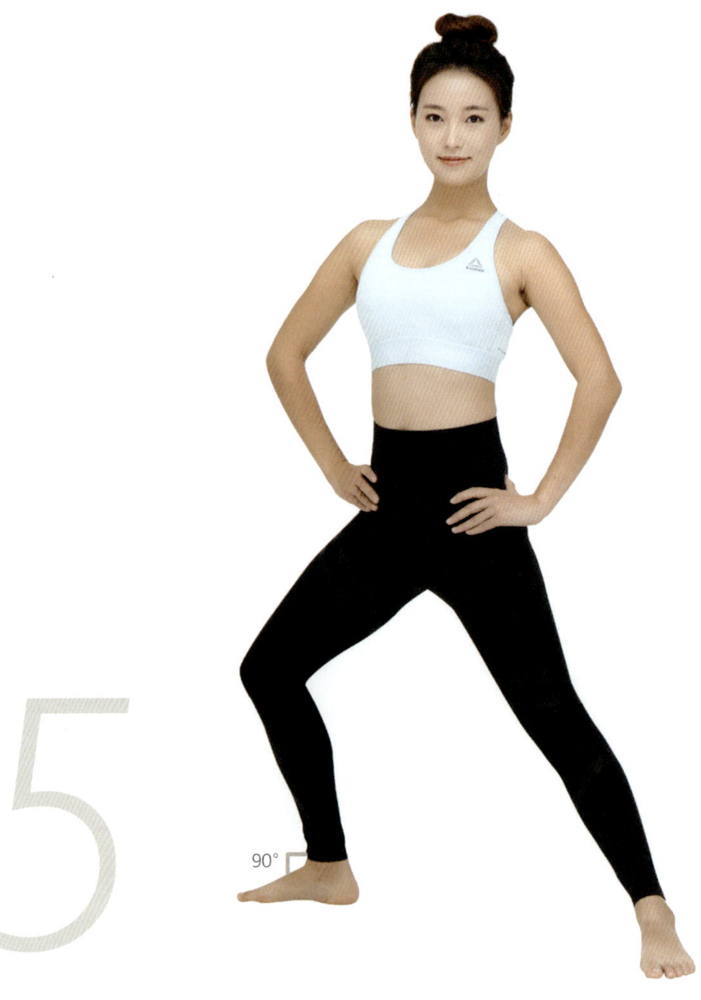

5

제자리에 서서 오른쪽 다리를 사선으로 두 걸음 뒤로 뻗는다. 이때 오른쪽 발끝
이 몸과 90도를 이루도록 발목을 회전시킨다. 양손은 허벅지가 접히는 위치에
올리고, 오른쪽 무릎을 살짝 구부린다.

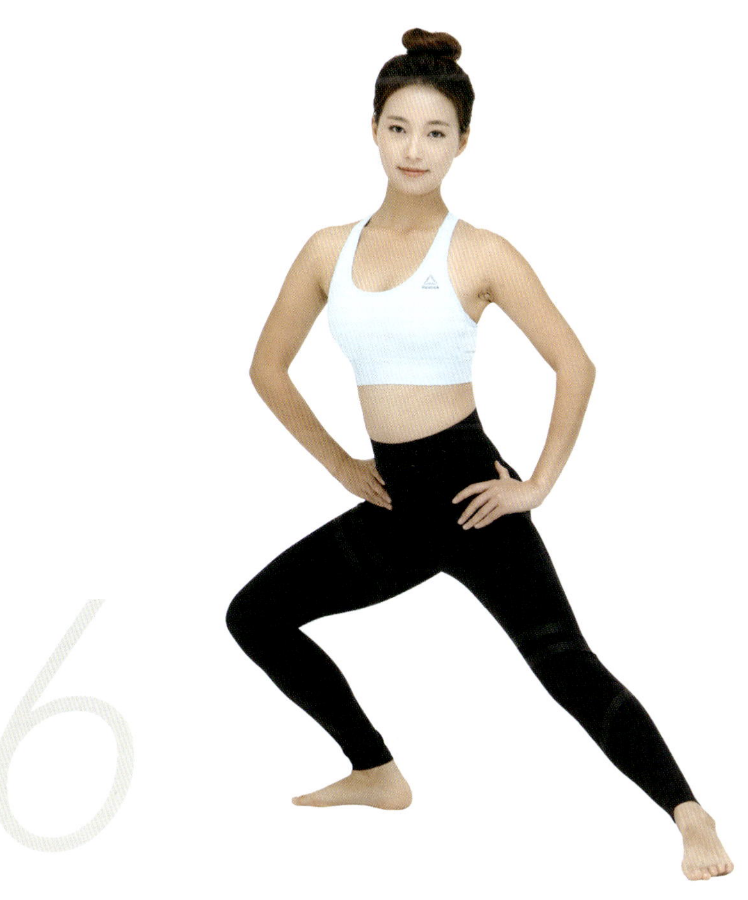

오른쪽 무릎을 최대한 굽힌다. 5번 자세로 돌아와 동작을 30회 반복한 후 같은 방법으로 반대쪽도 실시한다.

허벅지 안쪽 덜렁거리는 살 빼기

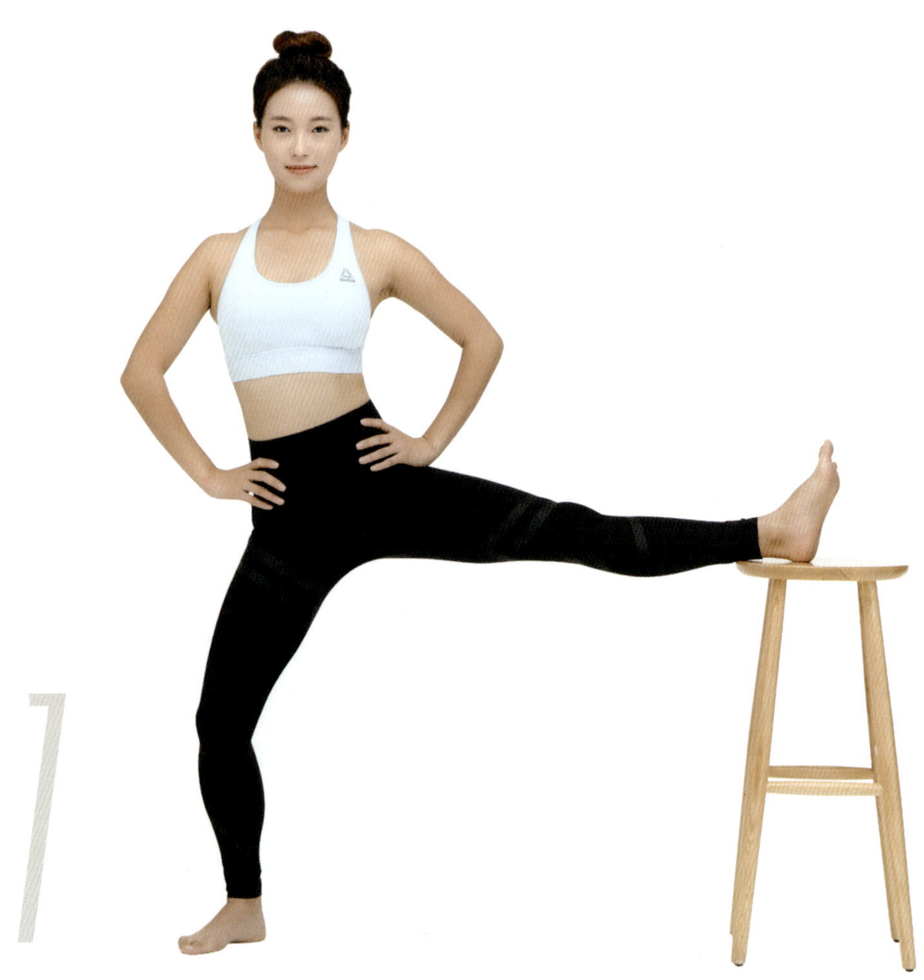

1

골반 높이의 의자를 왼쪽에 두고 두 걸음 떨어진 위치에 선다. 오른쪽 발끝이
몸과 45도를 이루도록 발목을 회전시킨다. 왼쪽 다리를 들어 발뒤꿈치부터 발
목까지 의자에 올리고, 발끝을 몸 안쪽으로 당긴다. 이때 오른쪽 무릎은 자연스
럽게 살짝 굽은 상태를 유지한다. 양손은 허리에 올린다.

 꼬리뼈 근막과 좌골 근막이 허벅지로 내려가면 허벅지 안쪽이 두꺼워지고 살
이 힘없이 처진다. 흘러내린 꼬리뼈와 좌골 근막을 꼬리뼈 안쪽으로 말아 올리
는 동작. 허벅지 안쪽의 덜렁거리는 살이 빠져 허벅지가 날씬해지고, 엉덩이에
도 탄력이 생긴다.

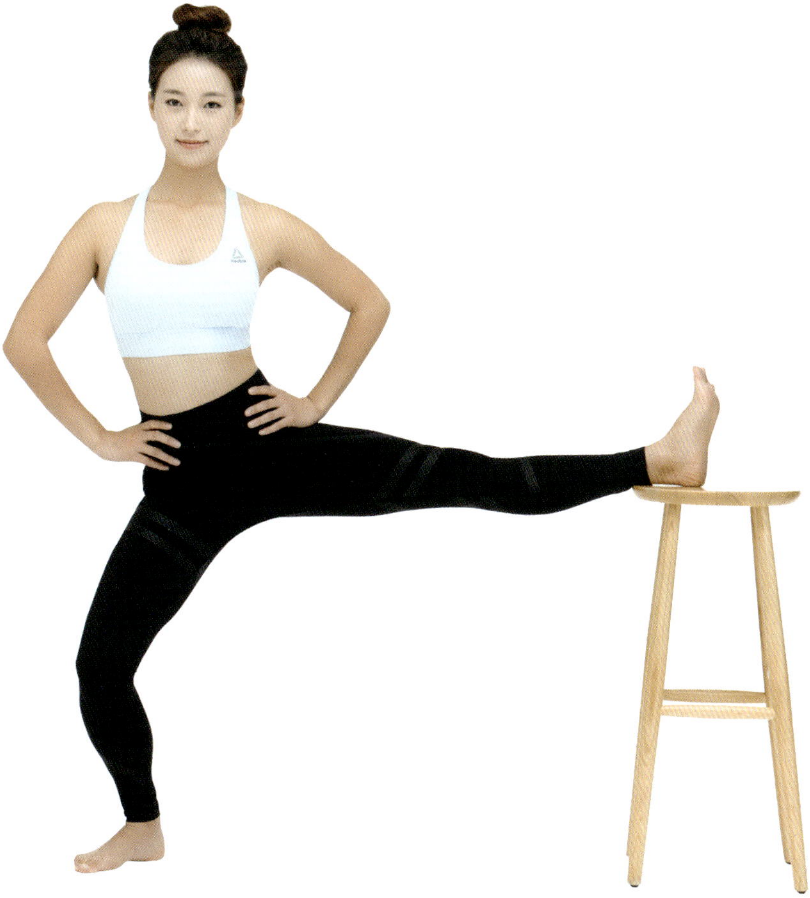

허리에 힘을 준 채 오른쪽 무릎을 최대한 굽힌다. 1번 자세로 돌아와 동작을 반
복한 후 같은 방법으로 반대쪽도 실시한다.

허벅지 셀룰라이트 없애기

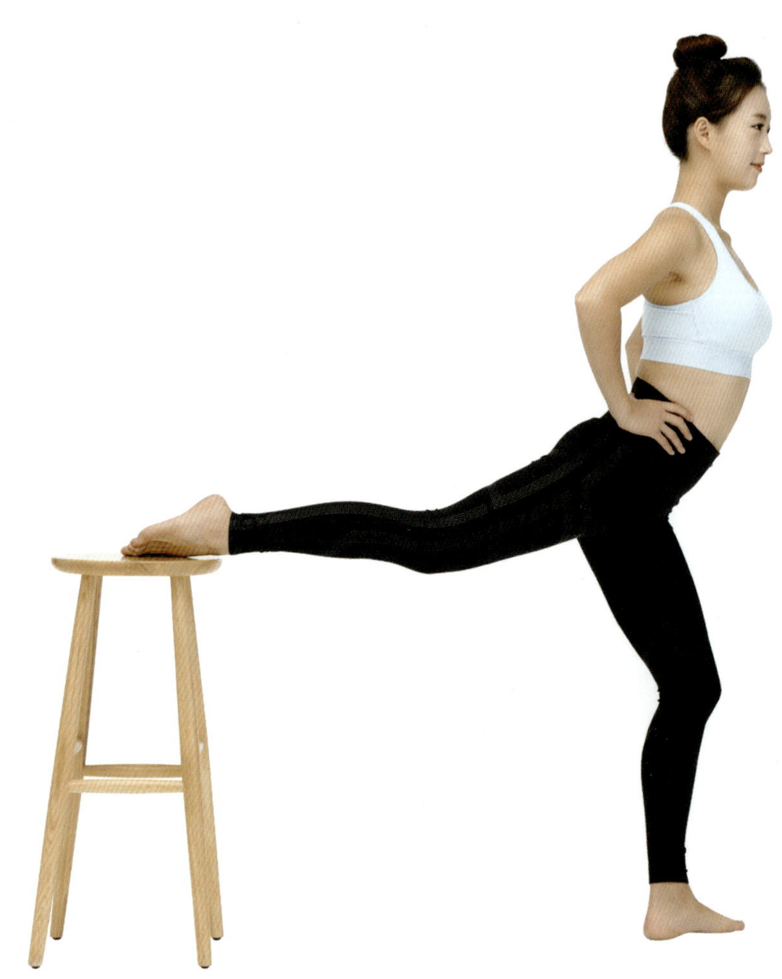

1

골반 높이의 의자를 등지고 두 걸음 떨어진 위치에 선다. 왼쪽 발끝이 몸과 45도를 이루도록 발목을 회전시킨다. 오른쪽 다리를 뒤로 뻗어 발끝부터 발목까지 의자에 올리고, 발등을 쭉 편다. 이때 왼쪽 무릎은 자연스럽게 살짝 굽은 상태를 유지한다. 양손은 허리에 올린다.

 골반이 벌어지면서 엉덩이가 처지면 허벅지에 위치하던 근막도 아래로 무너져
내린다. 그러면 허벅지의 근막 사이사이에 지방이 축적되어 셀룰라이트가 생
긴다. 이 동작은 허벅지까지 흘러내린 엉덩이 근막을 위로 끌어 올려, 엉덩이
와 허벅지에 탄력을 주고 셀룰라이트를 없애는 효과를 낸다.

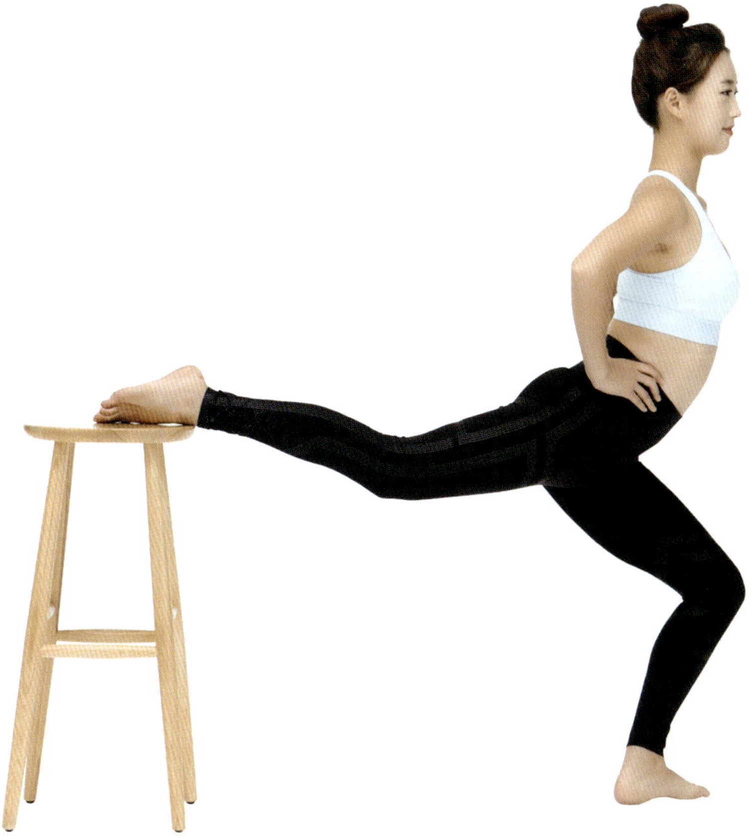

허리에 힘을 준 채 왼쪽 무릎을 최대한 굽힌다. 1번 자세로 돌아와 동작을 반복
한 후 같은 방법으로 반대쪽도 실시한다.

슬림 하체 만들기

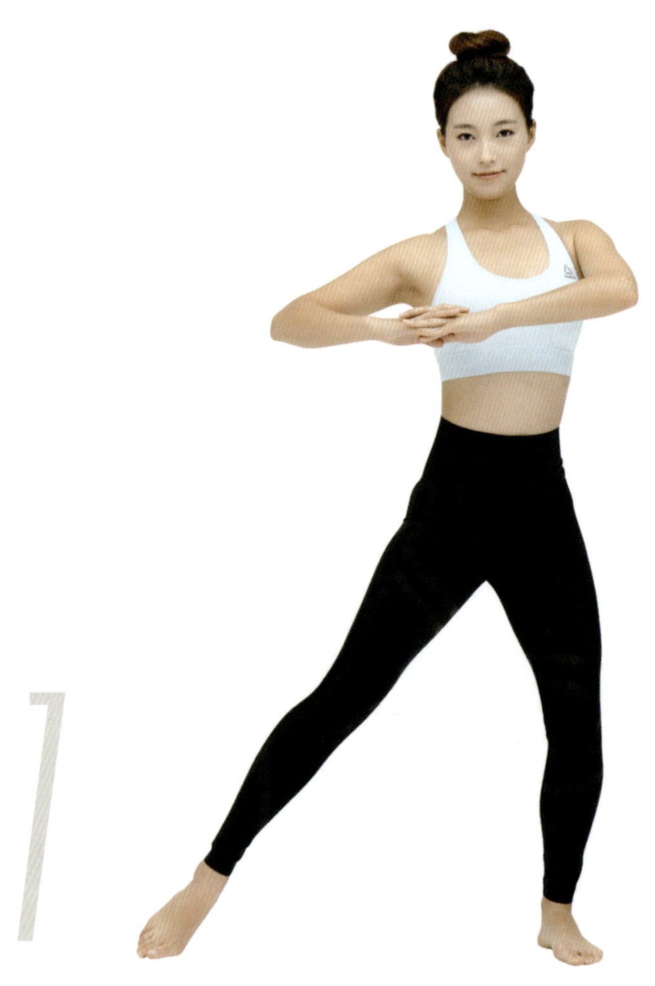

제자리에 서서 양손을 가슴 높이로 들어 깍지를 끼고, 오른발을 두 걸음 옆으로
내딛는다. 오른쪽 발끝을 세워 바닥을 짚고, 깍지 낀 손이 오른쪽 가슴에 위치하
도록 양팔을 오른쪽으로 당긴다.

 근막이 엉덩이에서 허벅지와 종아리 쪽으로 순차적으로 내려가면 하체 비만이
된다. 하체 전체의 근막과 관절을 사선 각도로 회전시키고 끌어 올려 근막이
원래의 결을 따라 제자리로 되돌아가게 만드는 동작. 근막이 원래대로 회복되
어 하체 비만이 해소되고, 엉덩이부터 발목까지 날씬해진다.

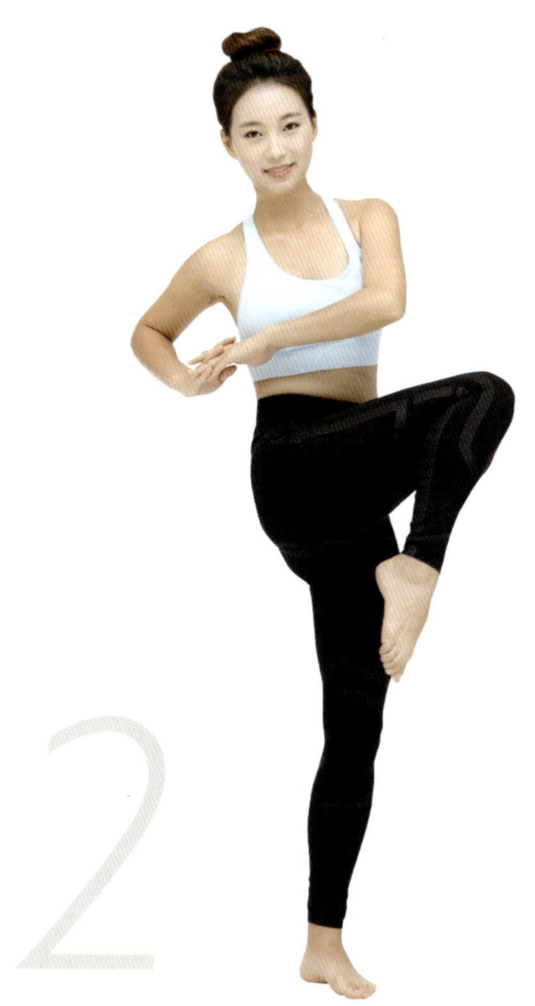

오른쪽 팔꿈치가 몸 뒤쪽으로 가도록 상체를 회전시키며, 동시에 오른쪽 무릎
을 최대한 왼쪽 팔꿈치 쪽으로 끌어 올린다. 1번 자세로 돌아와 동작을 반복한
후 반대쪽도 같은 방법으로 실시한다.

엉덩이와 허벅지 힘 강화하기

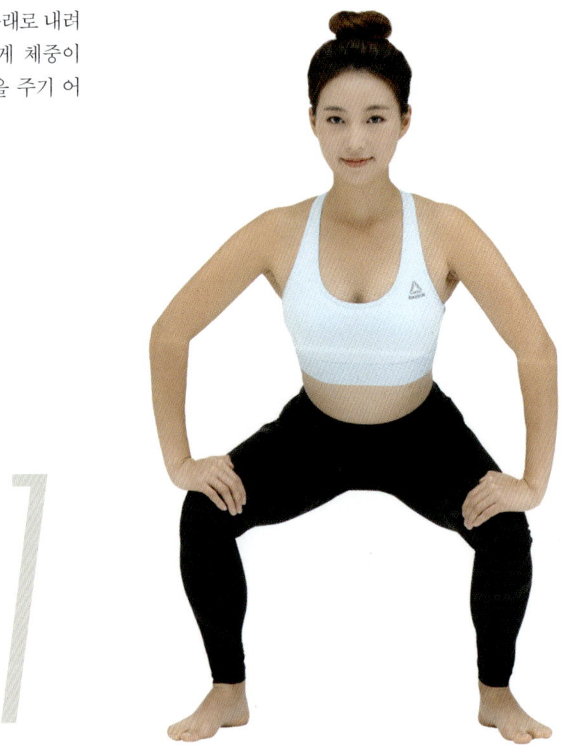

1

다리를 어깨너비보다 넓게 벌리고 서서, 허리를 편 채 상체를 45도로 숙인다.
양손은 무릎 위에 올린다.

 하체의 관절이 벌어지면 배와 엉덩이, 허벅지 근육의 힘이 약해진다. 그러면 하체의 관절과 근막의 불균형이 더욱 심해지며 다리의 모양도 휜다. 이 동작은 '괄약근 체조'로 부를 만큼 엉덩이와 허벅지를 힘껏 조인다. 이를 통해 하체 중심부의 힘이 커져 다리가 곧고 라인이 예뻐진다.

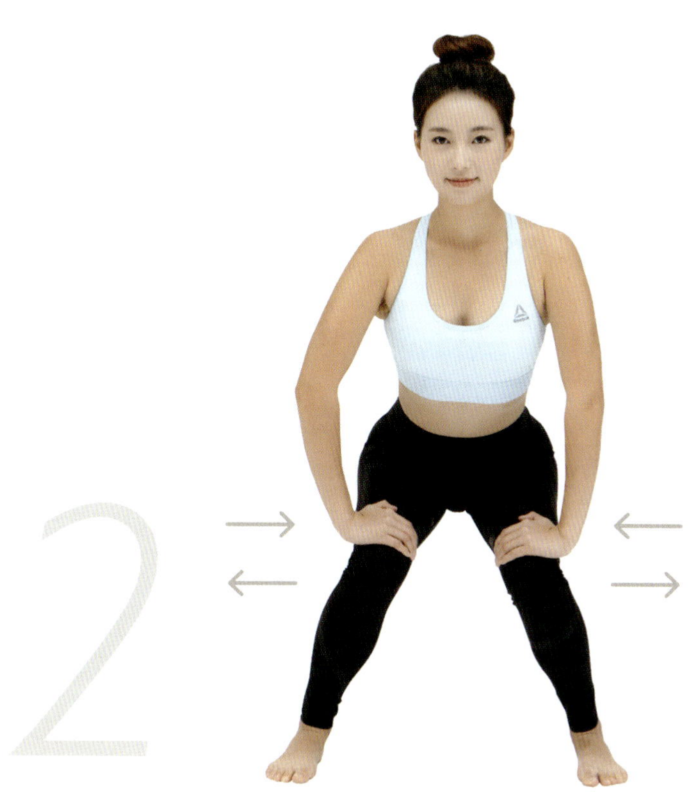

다리가 몸 안쪽으로 모이도록 양손에 힘을 주고, 무릎은 몸 바깥쪽으로 벌리듯 힘을 준 채 1분간 자세를 유지한다. 이때 괄약근을 꽉 조이듯 엉덩이에 힘을 준다. 1번 자세로 돌아와 동작을 반복한다.

SPECIAL

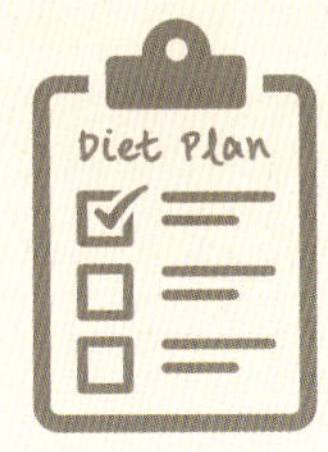

PROGRAM

*그대로 따라 하면
고민이 바로 해결되는
스페셜 교정
프로그램

전신
다이어트 프로그램

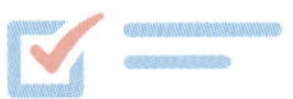

"머리부터 발끝까지 날씬해지고 싶다면!"

전신 다이어트를 하고 싶을 때 모든 부위의 다이어트 교정 체조를 해야 하는지 궁금할 것이다. 사실 매일 모든 체조를 하기에는 현실적으로 너무 힘들다. 그럴 땐 이 프로그램을 따라 해보자. '전신의 체중 감량 효과가 빠른 프로그램'이다. 우리 몸에서 가장 중요한 부위의 관절과 근막만 바로잡아도 몸 전체의 라인이 예뻐지고 군살을 빠르게 없앨 수 있다. 팔과 몸통, 허리, 엉덩이, 허벅지 부위의 체조를 1세트로 묶어 매일 1회만 실시하면 된다.

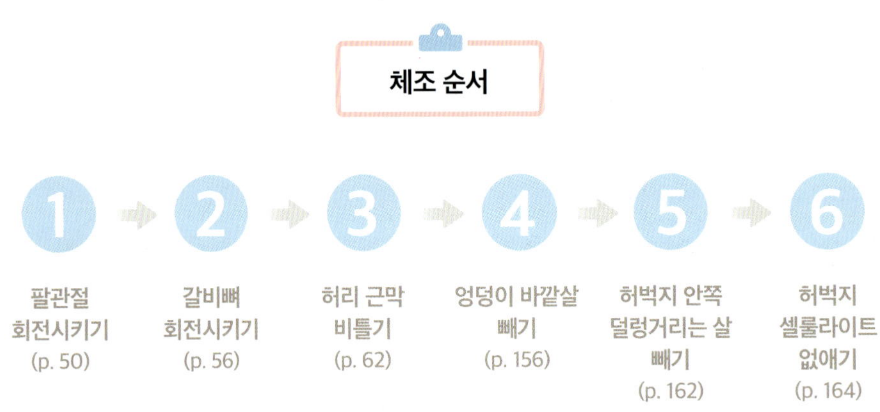

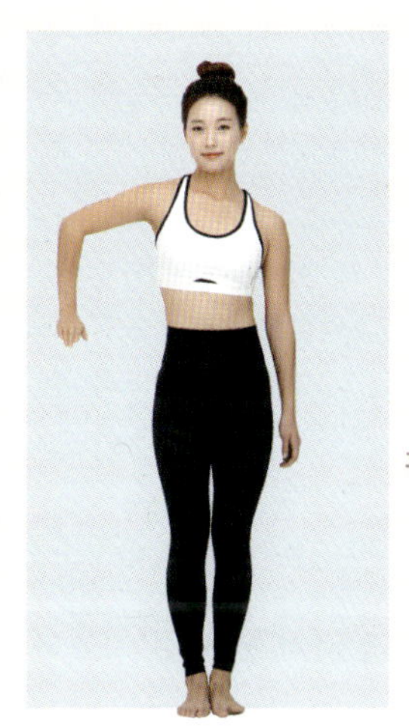
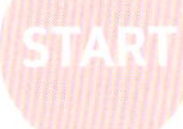

팔관절 회전시키기

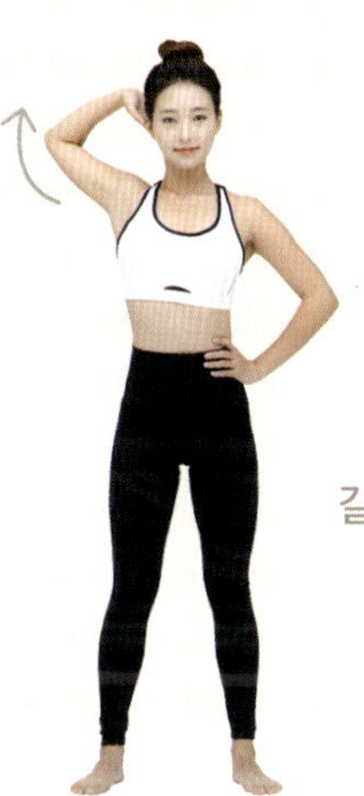

갈비뼈 회전시키기

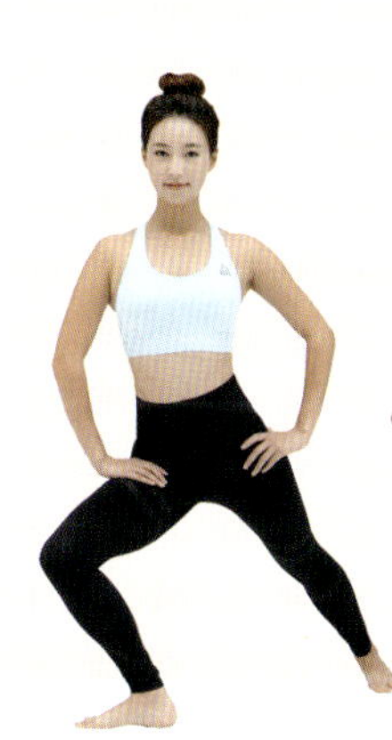

엉덩이 바깥살 빼기

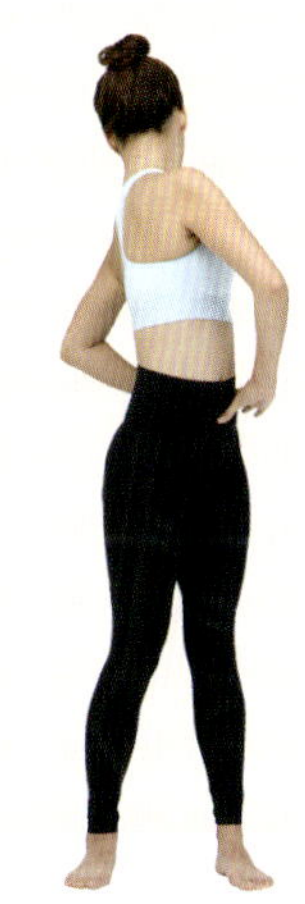

허리 근막 비틀기

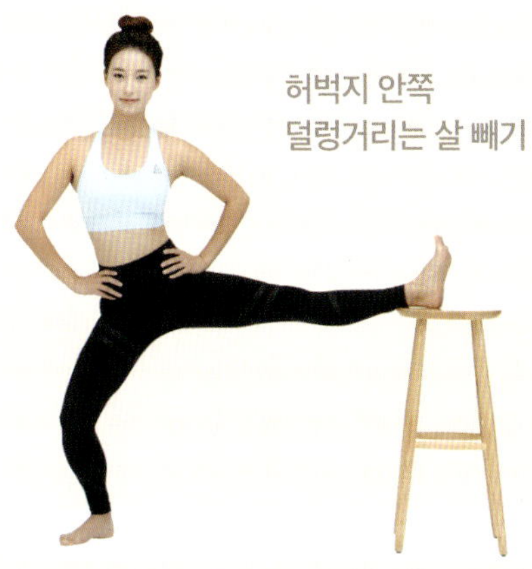

허벅지 안쪽
덜렁거리는 살 빼기

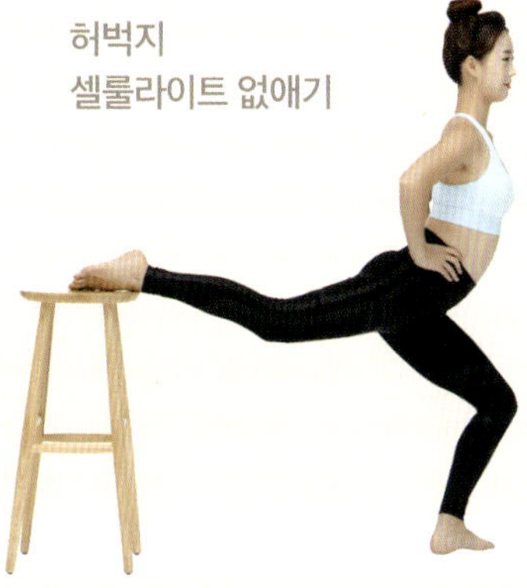

허벅지
셀룰라이트 없애기

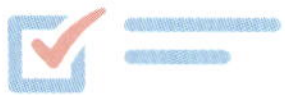

동안 얼굴
리프팅 프로그램

"늘어지고 불거진 얼굴살이 올라붙는다"

언제부턴가 얼굴이 커졌다고 느껴진 적이 있는가? '살이 쪄서 그런가', '나이가 들어서 그런가' 싶어 열심히 다이어트를 해봐도 피부가 탄력을 잃고 늘어진 모습에 속이 상할 것이다. 얼굴살이 늘어지고 불거지면 얼굴이 전체적으로 커 보인다. 얼굴의 크기를 결정짓는 것은 척추와 골반이다. 특히 척추를 받치고 있는 골반이 원래 위치에서 내려가고, 좌우로 벌어지면 얼굴살도 아래로 흘러내리고 넙적해진다. 얼굴살을 늘어지게 만드는 척추와 골반의 정렬을 되돌려보자. 얼굴이 날렵해지고, 리프팅되어 동안으로 돌아갈 수 있을 것이다.

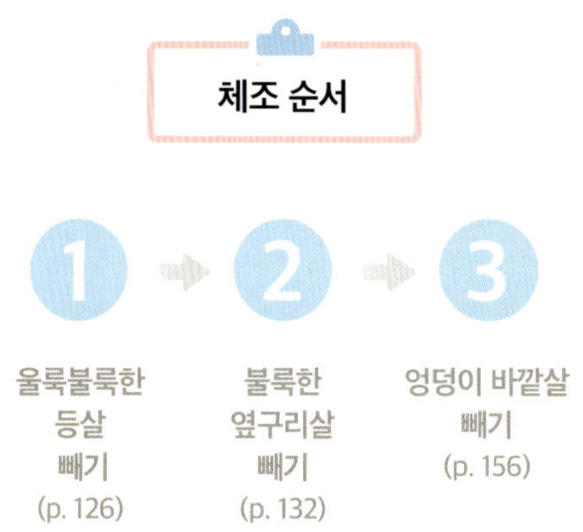

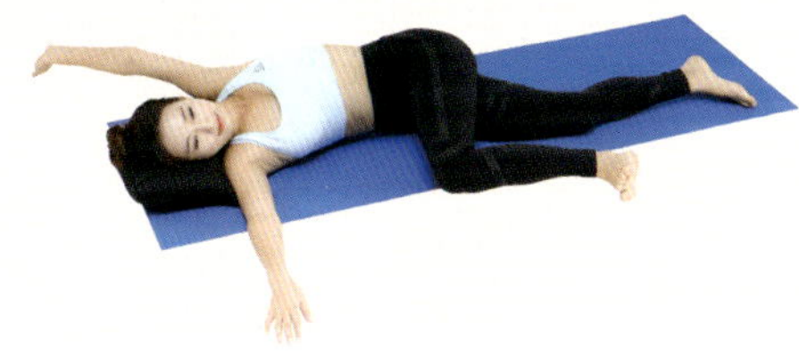

울룩불룩한 등살 빼기

START

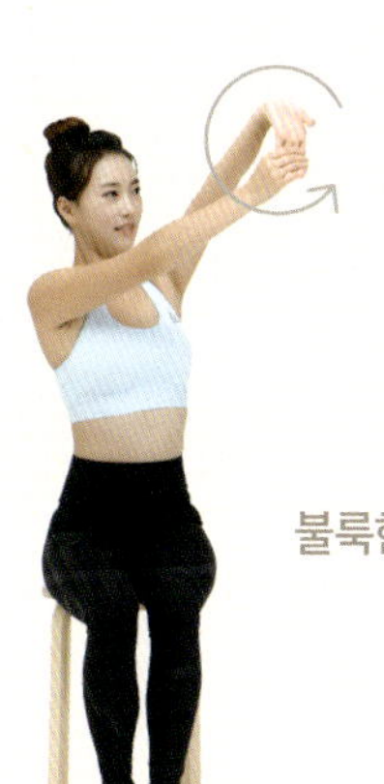

불룩한 옆구리살 빼기

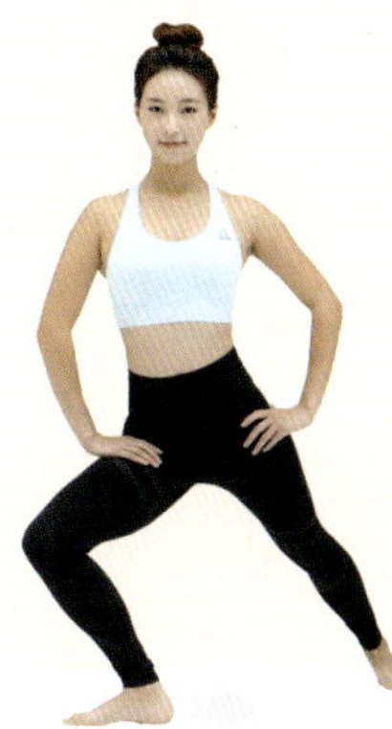

엉덩이 바깥살 빼기

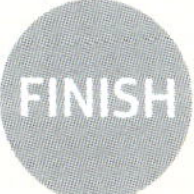

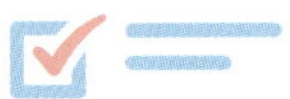

얼굴 비대칭
교정 프로그램

"최고의 성형 수술! 자연스럽게 예뻐진다"

'인상이 좋은 예쁜 얼굴'은 좌우 대칭이 맞는 얼굴을 가리킨다. 그래서 얼굴 비대칭을 교정하면 "어딘지 모르게 예뻐졌다"라는 소리를 듣게 된다. 얼굴 교정이라고 하면 대부분 얼굴을 직접 누르고 문지르는 마사지를 떠올린다. 그러나 얼굴에서 나타나는 문제의 근본적인 원인은 척추나 골반 등 몸 중심부의 불균형에 있다. 두개골부터 골반까지 틀어진 몸의 중심부를 바로잡아 얼굴의 좌우 대칭을 맞춰보자. 자연스러운 본래의 아름다움을 되찾을 수 있을 것이다.

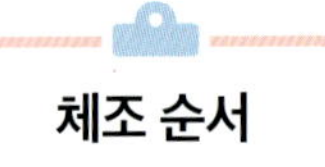

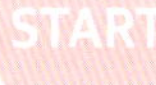

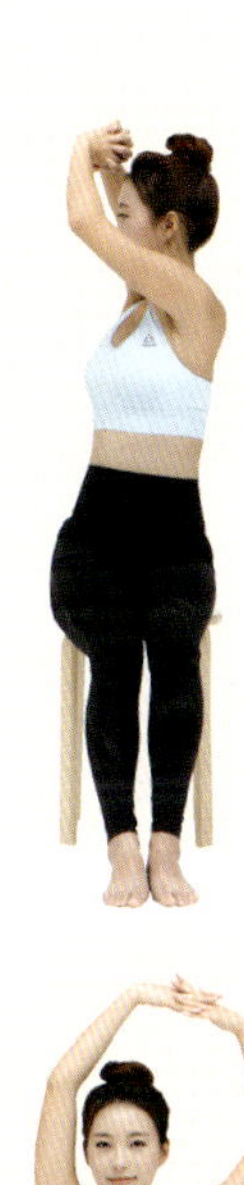
가슴 좌우 대칭 맞추기

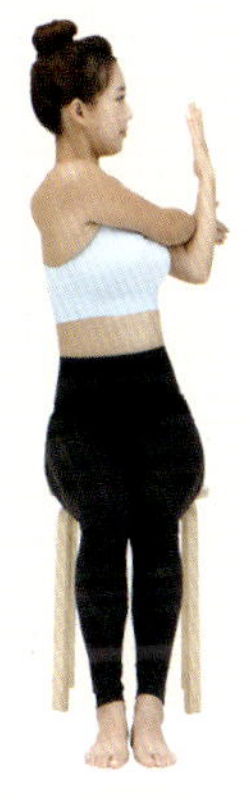
견갑골 정렬 맞추기

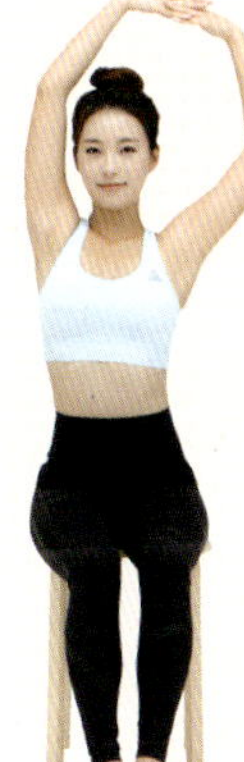
요추 정렬 맞추기

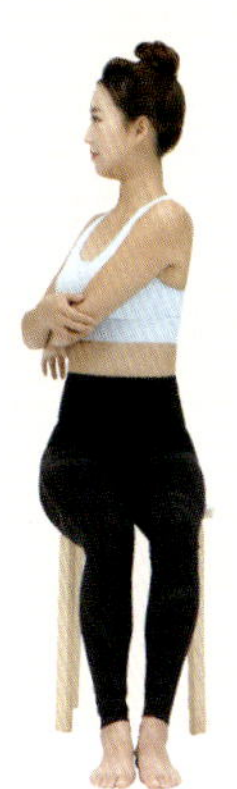
흉추 정렬 맞추기

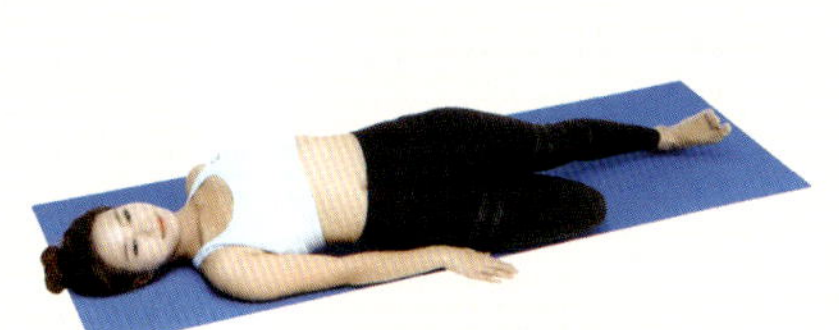
골반 정렬 맞추기

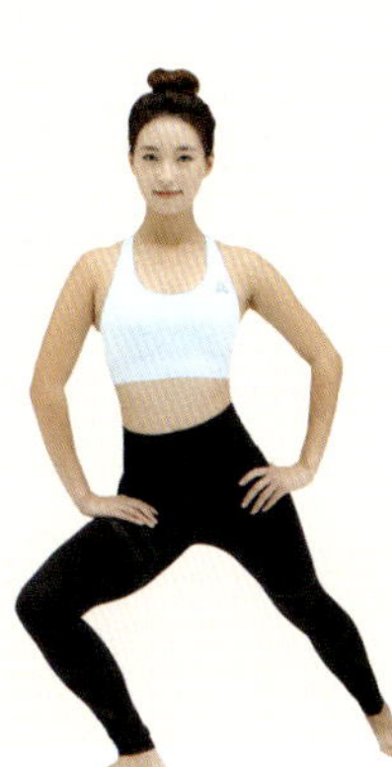
엉덩이 바깥살 빼기

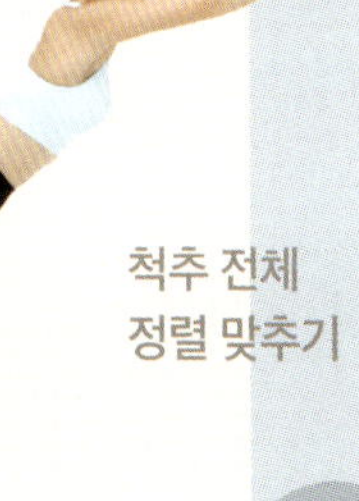

척추 전체
정렬 맞추기

비뚤어진 골반
교정 프로그램

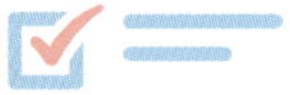

"생리통과 골반통이 해소된다"

골반은 우리 몸의 중심이다. 위로는 척추를 받치고 있으며, 아래로는 하체의 관절과 근육에 연결되어 있다. 특히 골반은 요추 즉, 허리뼈와 밀접한 관련이 있는데, 골반이 틀어지면 요추도 틀어져 허리에 통증이 나타나고 골반 주위의 순환도 막혀 생리통이 심해진다. 골반을 이루는 장골과 좌골, 고관절의 각도를 바로잡는 프로그램을 실시해보자. 골반이 균형을 되찾으면 극심한 생리통이 해소된다.

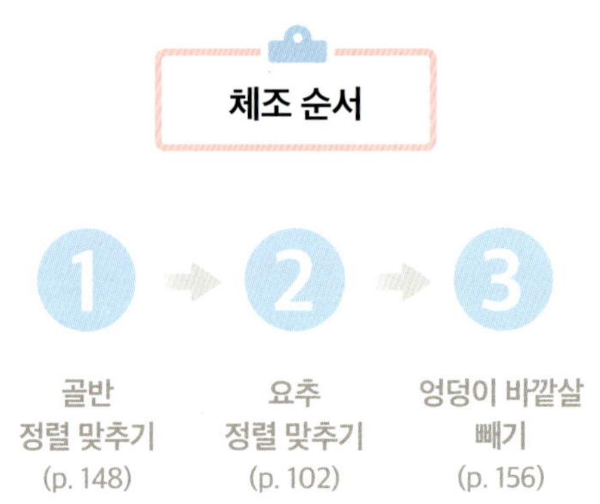

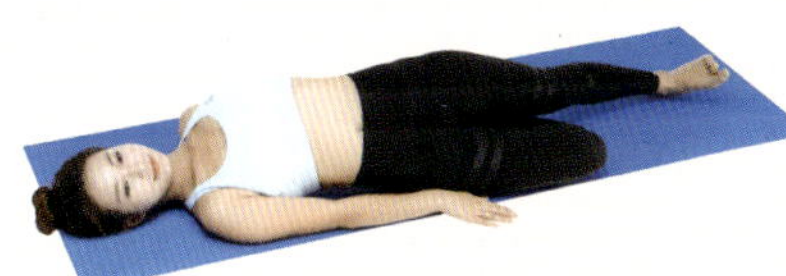
골반 정렬 맞추기

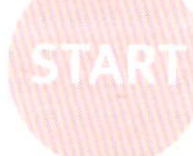

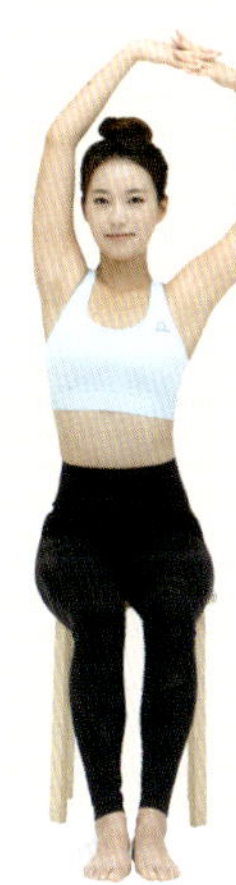
요추 정렬 맞추기

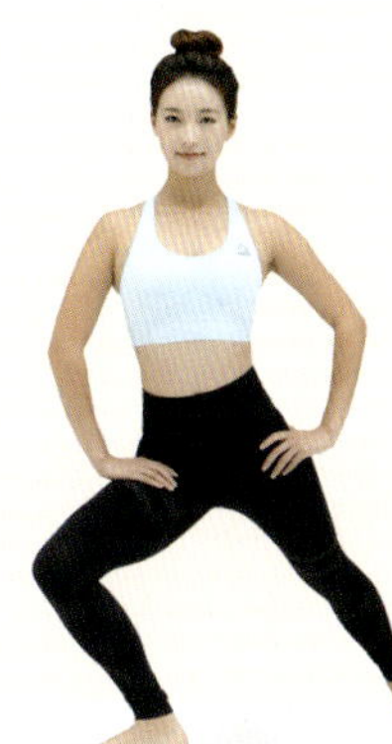
엉덩이 바깥살 빼기

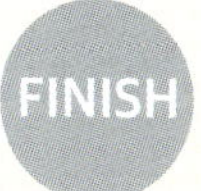

목 · 어깨 통증
제거 프로그램

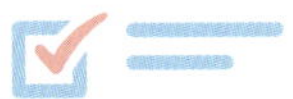

"피로, 두통, 스트레스가 가라앉는다"

많은 사람들이 누워서 자는 시간을 제외하면 대부분 상체를 앞으로 구부정하게 말고 있다. 목은 거북이처럼 튀어나오고 어깨는 둥글게 말렸으며, 등도 구부정하다. 그런데 스트레스와 가장 연관이 있는 부위가 목과 어깨다. 말리고 구부정해진 상체를 곧게 펴주는 프로그램을 통해 목과 어깨가 바른 자세를 유지할 수 있게 만들어보자. 스트레스와 피로가 완화되고 두통도 가라앉는다.

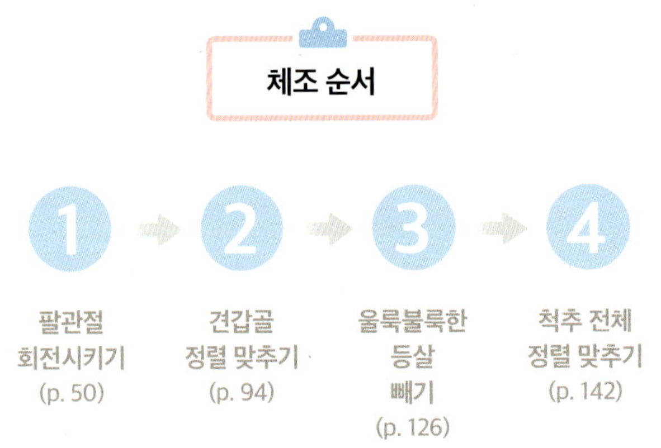

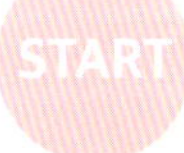

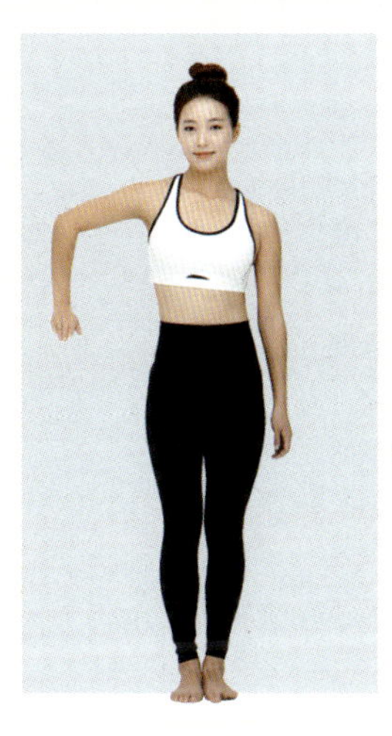

팔관절 회전시키기

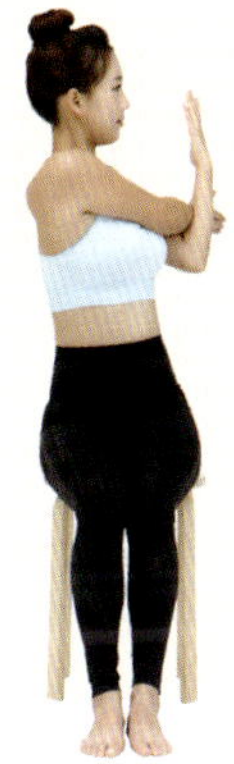

견갑골 정렬 맞추기

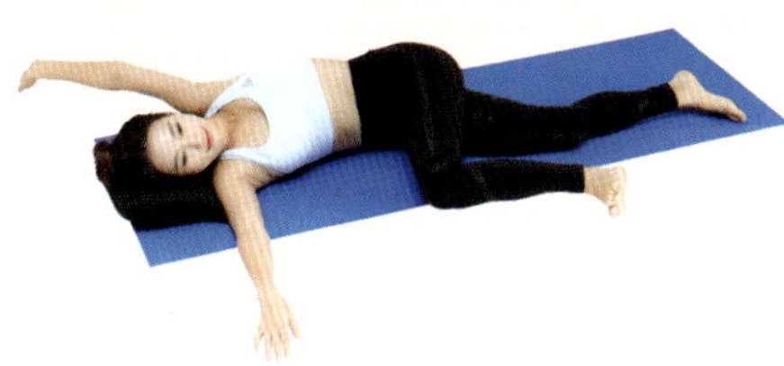

울룩불룩한 등살 빼기

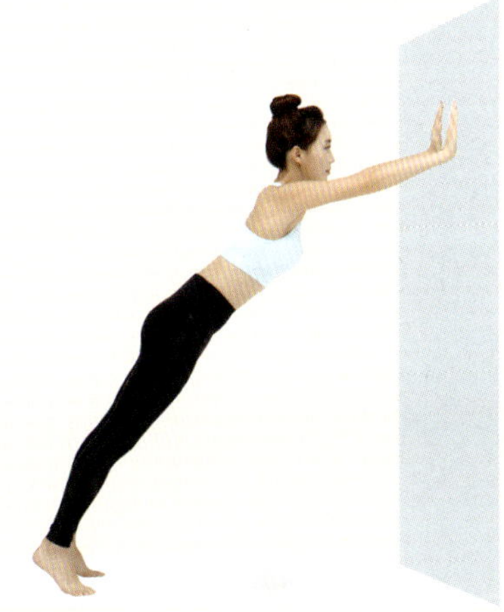

척추 전체
정렬 맞추기

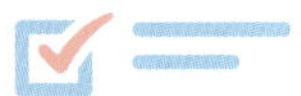

허리 통증
제로 프로그램

"지긋지긋한 요통으로부터 벗어난다"

의자에 오래 앉아 있으면 골반의 정렬이 무너져 허리 통증에 시달리기 마련이다. 앉아 있는 시간이 많은 사무직이나 학생들에게 꼭 필요한 체조들로, 골반의 불균형을 해소하면서 동시에 허리와 고관절의 정렬도 바르게 교정하는 프로그램이다. 허리의 통증이 완화될 뿐 아니라 앉아 있는 시간이 많아 군살이 붙기 쉬운 허리 둘레나 배, 팬티 라인의 사이즈도 줄어든다.

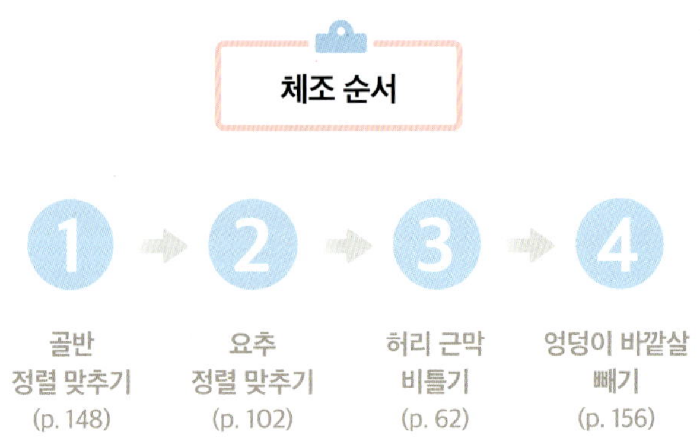

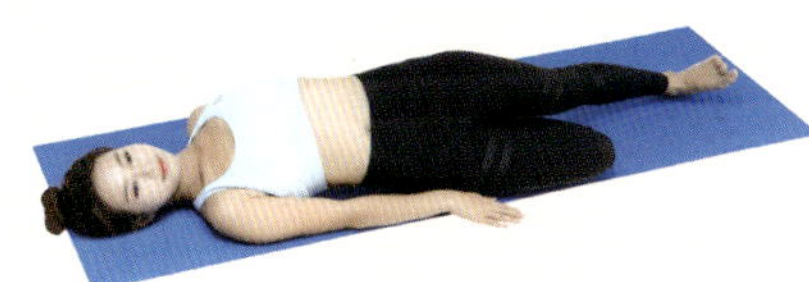

골반 정렬 맞추기

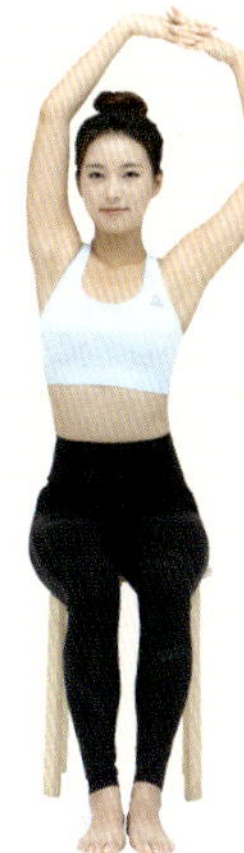

요추 정렬 맞추기

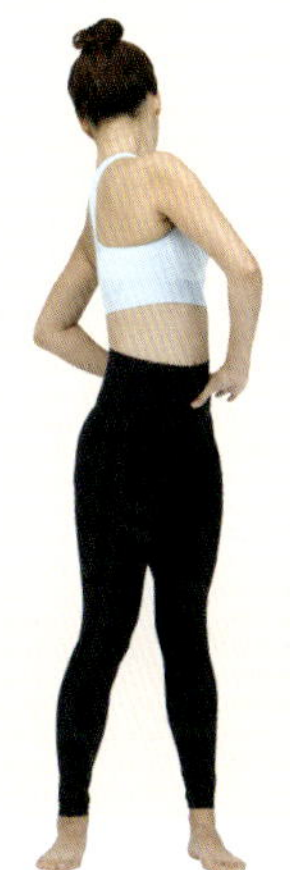

허리 근막 비틀기

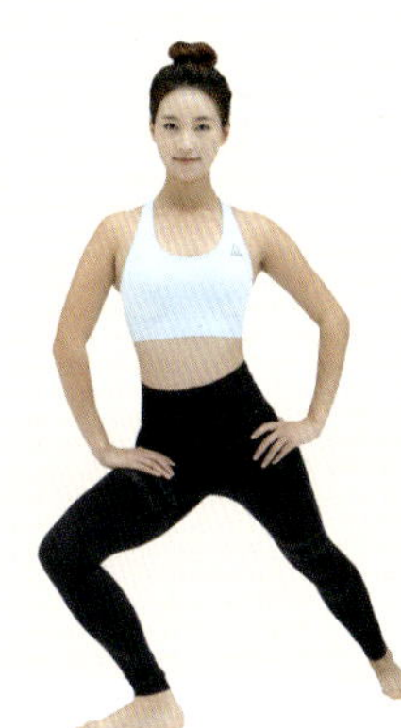

엉덩이 바깥살 빼기

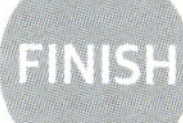

기상 후 아침
활력 프로그램

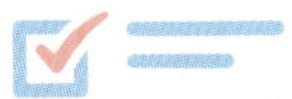

"잠자는 동안 굳은 관절과 근막을 풀어준다"

우리 몸에 가장 나쁜 행동은 움직이지 않고 가만히 있는 것이다. 자고 있을 때도 마찬가지다. 자고 일어나면 밤새 누워 있었기 때문에 등과 어깨, 엉덩이, 허리 등의 몸 뒷면이 뻣뻣하고 불편해진다. 그래서 자고 일어나 갑자기 움직였을 때 담에 걸리는 경우가 많다. 이때 몸 뒷면을 중심으로 관절과 근막을 움직여주면 편안해지면서 몸이 깨어난다. 단, 자고 일어난 직후에는 몸이 굳어 있으므로 부드러운 강도로 실시하는 것이 좋다.

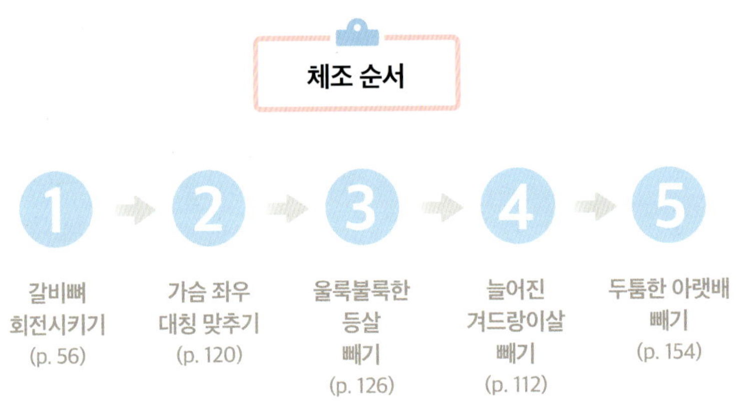

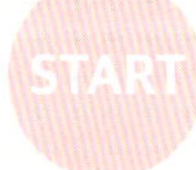

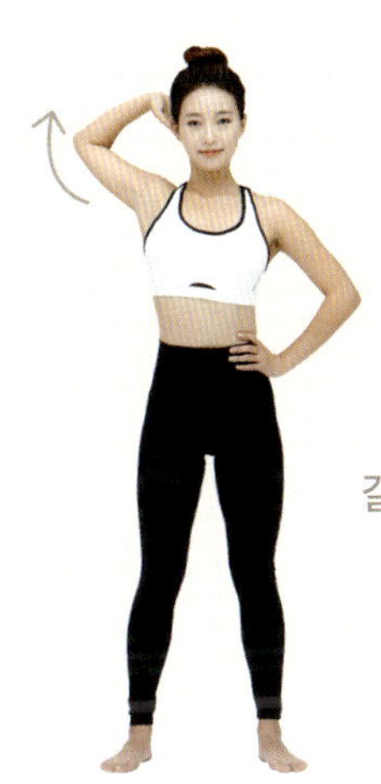

갈비뼈 회전시키기

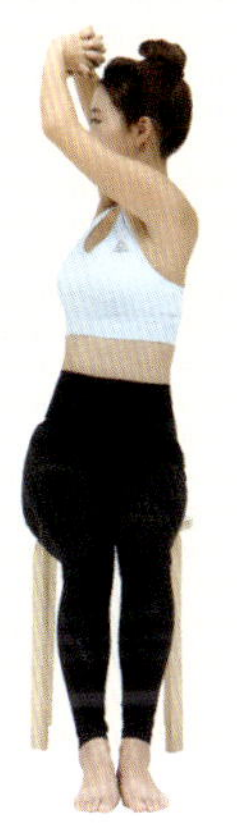

가슴 좌우 대칭 맞추기

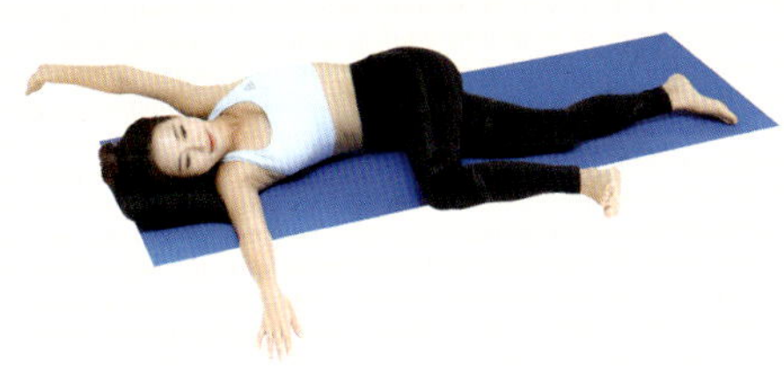

울룩불룩한 등살 빼기

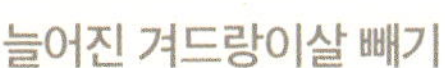

늘어진 겨드랑이살 빼기

두툼한 아랫배 빼기

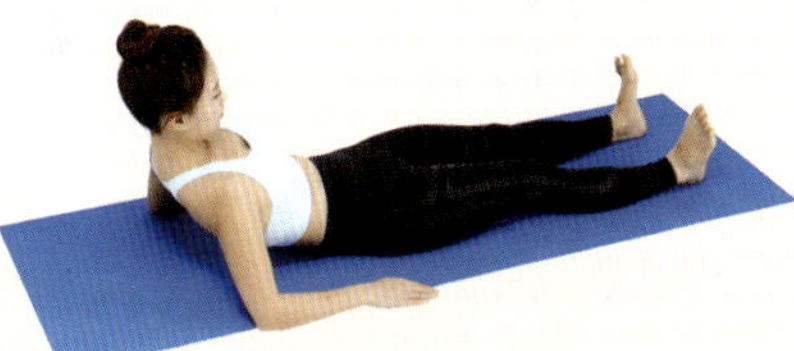

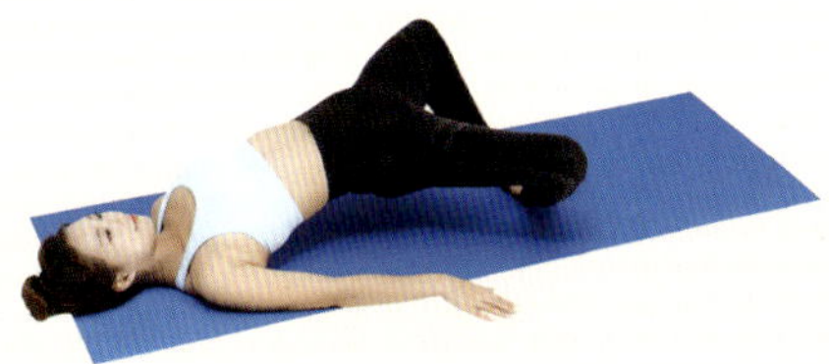

취침 전 저녁
릴렉스 프로그램

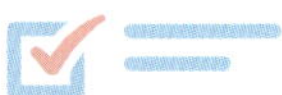

"낮 동안 틀어진 관절과 근막을 제자리로 돌려보낸다"

한 번의 교정으로 몸의 정렬이 완벽하게 맞춰지지 않는다. 관절과 근막의 위치, 형태는 그대로 유지되지 않고 낮 동안 일상생활을 하면서 다시 어긋나고 틀어지기 때문이다. 하지만 매일 저녁 불균형을 바로잡고, 틀어진 정렬을 되돌리는 체조를 반복하면 체형 불균형으로 인한 뻣뻣함이나 무거움, 결림, 통증 등 여러 가지 불편한 증상에서 벗어날 수 있다. 잠자기 전에 전신의 균형을 회복시키면 몸이 편안해져 숙면을 취하는 데도 도움이 된다.

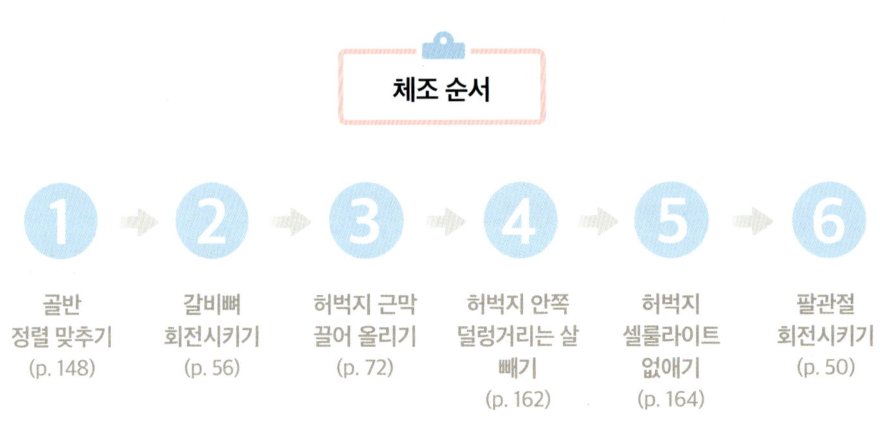

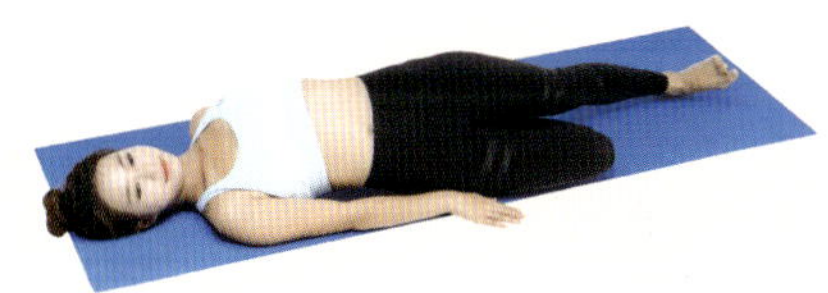

골반 정렬 맞추기

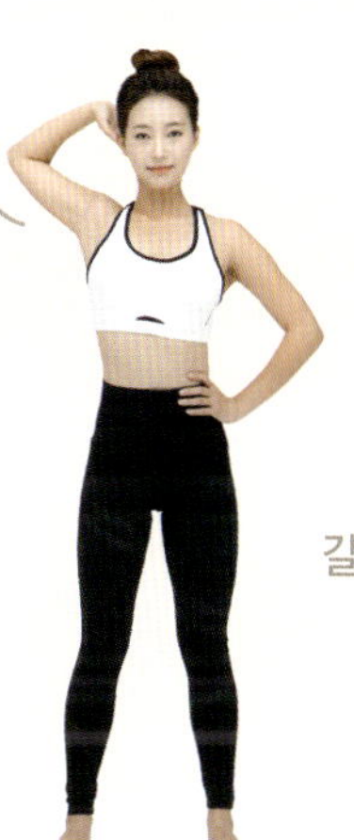

갈비뼈 회전시키기

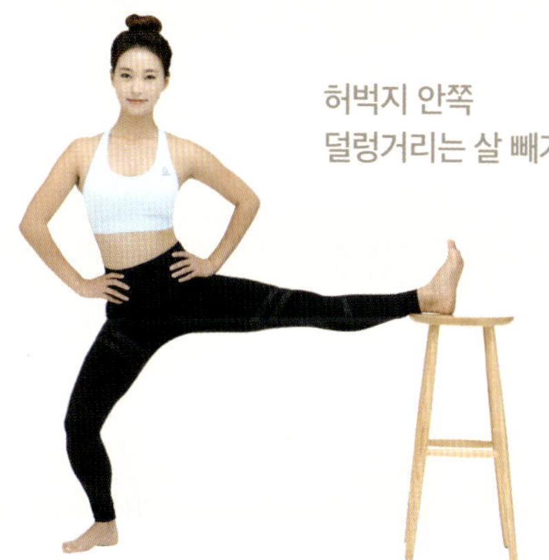
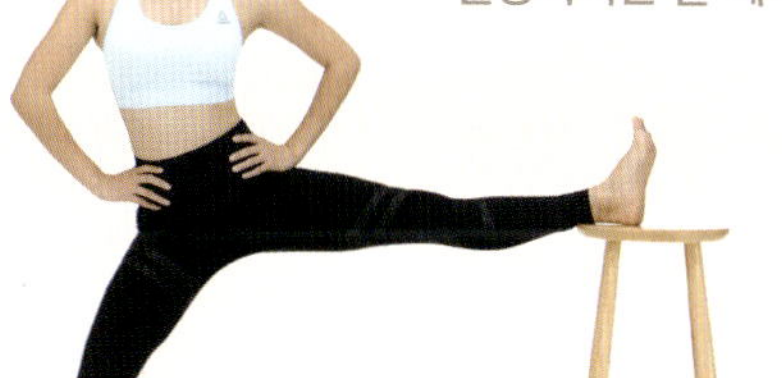

허벅지 안쪽
덜렁거리는 살 빼기

허벅지 근막
끌어 올리기

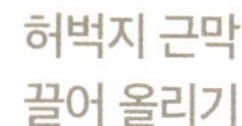
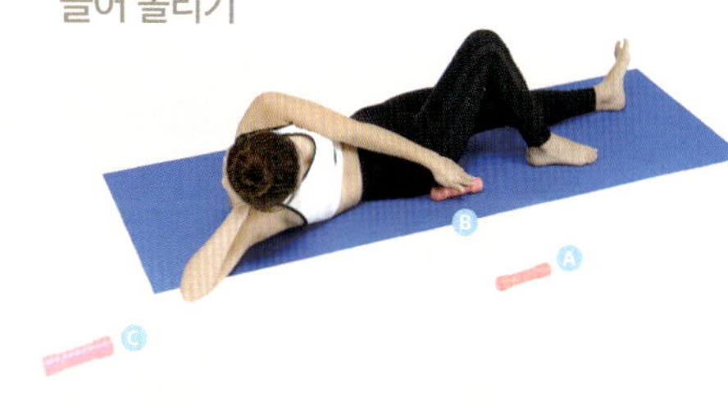

허벅지
셀룰라이트 없애기

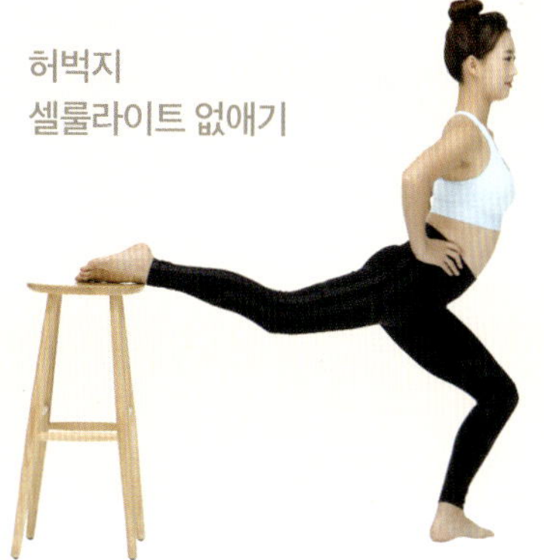

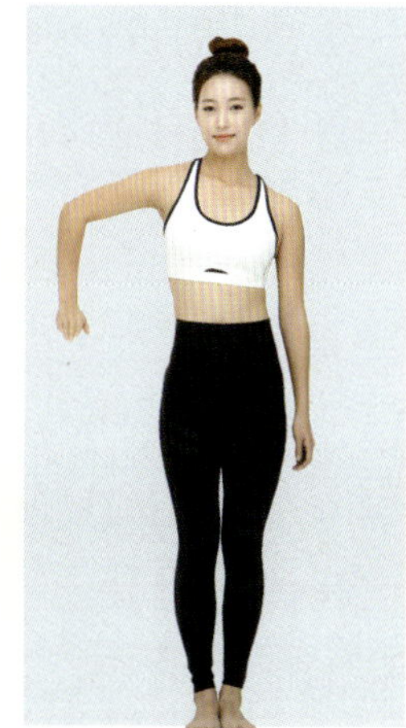

팔관절 회전시키기

의상 협찬 리복 shop.reebok.co.kr
레이지비 1666-1986

몸신의
다 이 어 트
교정 체조

펴낸날 초판 1쇄 2018년 1월 10일 ｜ 초판 2쇄 2019년 8월 27일

지은이 박숙희

펴낸이 임호준
본부장 김소중
편집 고영아 이한결 이상미 김수연 현유민
디자인 김효숙 정윤경 ｜ **마케팅** 정영주 길보민 김혜민
경영지원 나은혜 박석호 ｜ **IT 운영팀** 표형원 이용직 김준홍 권지선

기획 김희현 ｜ **사진·영상** 김범경 ｜ **모델** 박예진
인쇄 (주)웰컴피앤피

펴낸곳 비타북스 ｜ **발행처** (주)헬스조선 ｜ **출판등록** 제2-4324호 2006년 1월 12일
주소 서울특별시 중구 세종대로 21길 30 ｜ **전화** (02) 724-7632 ｜ **팩스** (02) 722-9339
포스트 post.naver.com/vita_books ｜ **블로그** blog.naver.com/vita_books ｜ **인스타그램** @vitabooks_official

© 박숙희, 2018

ISBN 979-11-5846-199-7　13510

• 이 도서의 국립중앙도서관 출판예정도서목록(CIP)은 서지정보유통지원시스템 홈페이지(http://seoji.nl.go.kr)와
  국가자료공동목록시스템(http://www.nl.go.kr/kolisnet)에서 이용하실 수 있습니다. (CIP제어번호 : CIP2017035409)

• 비타북스는 독자 여러분의 책에 대한 아이디어와 원고 투고를 기다리고 있습니다.
  책 출간을 원하시는 분은 이메일 vbook@chosun.com으로 간단한 개요와 취지, 연락처 등을 보내주세요.

비타북스는 건강한 몸과 아름다운 삶을 생각하는 (주)헬스조선의 출판 브랜드입니다.